JN334706

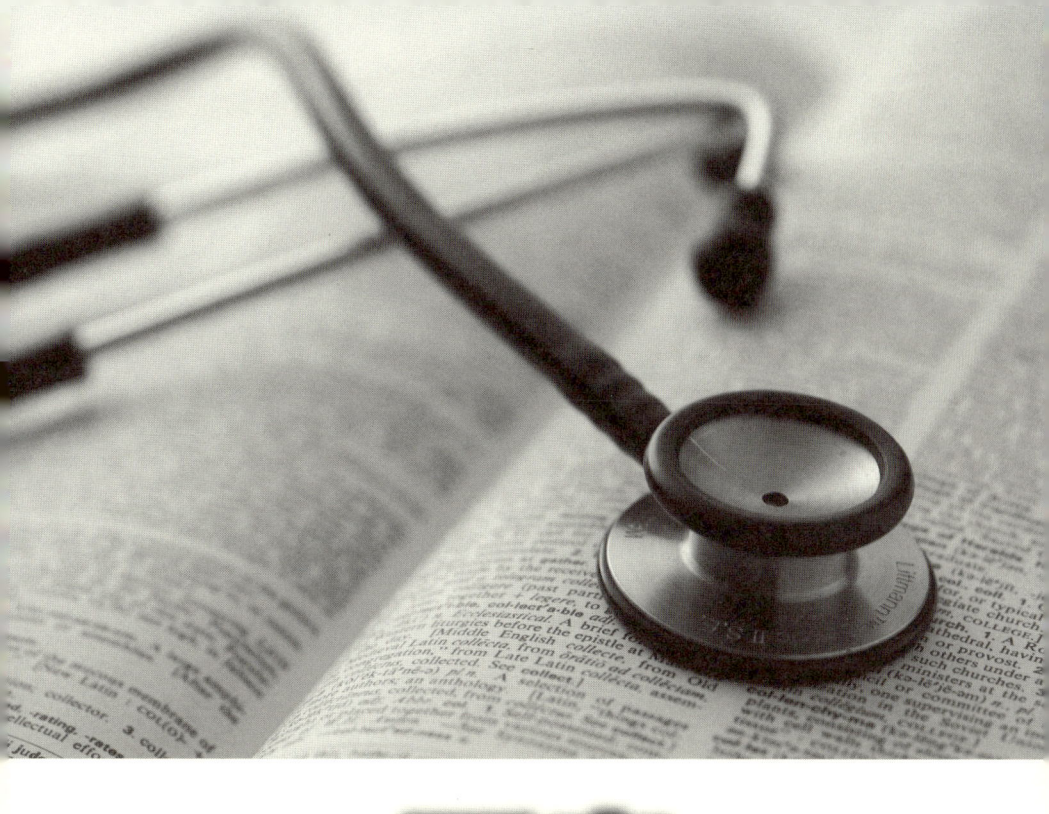

実践医療通訳

村松紀子／連 利博／阿部 裕
編著

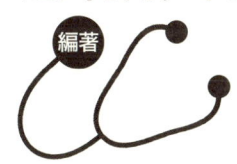

目　　次

はじめに　　　　　　　　　　　　　　　　　　　　　　　iii

第1部　総論
1. 医療通訳の現状　大学病院　　　　　　　　　　　　　　3
2. クリニックにおける医療通訳の役割　　　　　　　　　　16
3. 茨城県の医療通訳への取り組み　　　　　　　　　　　　22
4. 医療通訳のメンタルケア　　　　　　　　　　　　　　　33
5. 通訳コーディネーターから見た医療通訳者に求められる資質　47

第2部　各論
6. 精神科　　　　　　　　　　　　　　　　　　　　　　　63
7. 感染症（結核・HIV）　　　　　　　　　　　　　　　　81
8. 小児科　　　　　　　　　　　　　　　　　　　　　　104
9. 脳血管疾患　　　　　　　　　　　　　　　　　　　　116
10. 消化器内科　　　　　　　　　　　　　　　　　　　　128
11. メタボリックシンドローム　　　　　　　　　　　　　136
12. 栄養指導　　　　　　　　　　　　　　　　　　　　　155
13. 医療通訳における医療ソーシャルワーカー（MSW）の役割　172
14. DVと児童虐待　　　　　　　　　　　　　　　　　　　188
15. 配慮すべき医療の違い～国境ある医療のこと～　　　　207

コラム
　素人の見立て　　　　　　　　　　　　　　　　　　　　15
　ヤマアラシのジレンマ　　　　　　　　　　　　　　　　21
　見えない傷を言葉で表現する難しさ　　　　　　　　　　46
　説得　　　　　　　　　　　　　　　　　　　　　　　　80
　少しだけ通訳の需要　　　　　　　　　　　　　　　　103
　母子保健なのにお父さんの通訳？　　　　　　　　　　115
　病院で感じること　　　　　　　　　　　　　　　　　135
　栄養指導の通訳　　　　　　　　　　　　　　　　　　171
　通訳を疑え！　　　　　　　　　　　　　　　　　　　187
　守秘義務のこと　　　　　　　　　　　　　　　　　　206

おわりに　　　　　　　　　　　　　　　　　　　　　223

はじめに

医療通訳研究会 (MEDINT)

村松　紀子

　このたびは「実践医療通訳」を手にとっていただきありがとうございます。

　2007年松柏社より発行された連利博編「医療通訳入門」は6年かけて重版となりました。この間、日本における医療通訳の現状は少しずつ進歩を重ねてきました。その中で「医療通訳入門」は「医療通訳」という言葉を題名にしたはじめての和書でもあり、この本の果たした役割は小さくないと感じています。

　8年たって、医療通訳を取り巻く環境も大きく変わってきています。全国組織である医療通訳士協議会（JAMI）の設立、また医療通訳や医療通訳コーディネーターを養成するコースを作る大学や大学院もできました。医療通訳に関しても在日外国人支援団体だけでなく、行政や医療機関、学会からの取り組みもはじまっています。

　医療ビザにより医療を目的として来日するメディカルツーリズムも注目されてきました。また、訪日外国人の増加は、訪日外国人が日本の医療機関を利用したり、薬局を訪れる機会の増加を示します。お年寄りや子供、障害を持った方々にも、是非安心して日本を訪れていただきたいという思いもあります。

　そんな中で、医療通訳者は言葉だけでなく医療制度や医療文化の違う国から来た方々が気持ちよく日本の医療機関を受診するための大切な役割を担います。

　少なくとも医療機関においては、一日も早く自分の言葉で気持ちよく治療やケアを受けられる状況を作りたいという思いで一杯です。

医療通訳を目指す人も増えてきたことで、医療通訳を雇用する動きも少しずつ増えてきます。そこでその「実践編」を松柏社から発行することになりました。前著の続編ではなく、今回は最近の地域や病院の取り組みなどのほかに、入門編で取り上げることのなかった脳神経科、消化器内科、生活習慣病、感染症など比較的症例の多い診療科を中心に各科の専門家にご執筆いただきました。執筆者は医療通訳者育成にかかわったり、外国人医療に携わり、また医療通訳に期待する先生方ばかりです。大学や大学院などで医療通訳を目指す学生はもちろんのこと、地域で活動する医療通訳者が自主学習できるようなテキストをめざして編集しました。

　今でも、救急現場で自分の症状が伝えられなかった、出産のとき辛い思いをした、医療過誤ではないかなど、誤解をしたり、心細かった患者からの声を聞きます。私が医療通訳をはじめた90年代よりは、医療現場も日本社会も医療通訳に対する関心が高まっていると思います。

　全ての外国人が安心して日本国内いつでもどこでも母語で安心して医療を受けられる制度化はこれからの課題です。医療通訳者の皆さん、応援してくださる皆さん、頑張りましょう。

第1部

総論

1. 医療通訳の現状　大学病院

　　　　　　　　　　　　　三重大学病院　医療福祉支援センター　センター長

　　　　　　　　　　　　　　　　　　　　　　　　内田　恵一

はじめに

　国立大学医療連携・退院支援関連部門連絡協議会の調査では、平成25年7月の時点で国立大学法人大学病院でポルトガル語医療通訳者を常勤雇用している病院は、三重大学病院（以下本院）のみと思われ、医療現場のニーズに比べ雇用は進んでいない状況である。本稿では、本院におけるポルトガル語医療通訳者雇用の背景と経緯、そして現状について述べる。

1-1．本院の紹介

　本院は、縦に長い三重県の中央に位置する津市にあり、先進医療・高度医療を提供する三重県唯一の特定機能病院で、がん（成人・小児）拠点病院、三次救急救命センター、高度母子医療を提供する周産母子センター、HIV拠点病院の役割も担っている。また、教育病院、研究機関でもある。35の診療科と41の中央診療施設と、看護部、薬剤部などからなり、病床数は685床（一般病床655床、精神科病床30床）で、1日の平均の外来患者数は約1,400人である。

1-2. 三重県の外国人居住者

　平成25年8月30日の朝日新聞朝刊の記事によると、国内には198万人の外国人が居住し、総人口に占めている外国人住民の割合の高い都道府県リストで、三重県は、東京都（2.93％）、愛知県（2.54％）、大阪府（2.25％）につづき4番目に（2.19％）記載されている。県内外国人登録者の出身地は、ブラジル（約40％）、中国（約20％）、韓国（約10％）、フィリピン（約10％）、ペルー（約7％）の順で、ポルトガル語を母国語とするブラジル出身者が多く、これは愛知県や岐阜県を含めた東海地方の特徴である。

1-3. 医療通訳者の必要性

　外国人患者の診療の際に、医療通訳者がいなければコミュニケーション不足によって、患者は理解不足になり医療者間との信頼関係が築けず、不安やストレスも増大する。医療者にとっても同じである。診察時間の延長はさらに拍車をかけることになり、その結果治療の遅れや病気の重症化につながり、トラブルが発生した場合には医療過誤にまで引き起こしかねない。本院にこれまで来院された外国人患者の多くは、通訳を同伴されて来院され、同伴が不可能な場合は語学が堪能な大学留学生やスタッフを学内・院内で募集をかけるとか、簡単な単語であれば診療ガイドブックを活用したり、電話通訳を利用したり、または三重県国際交流財団の通訳派遣事業（ポルトガル語とスペイン語）を利用し対応していた。しかし、通訳者が医療通訳専門でない場合が多く、子どもから親へのがんを含めた重篤な病気の告知や他人間でのプライバシー保護の問題などの患者サイドの問題だけでなく、院内スタッフ業務の支障を来すことがしばしば発生してい

た。いずれにしても、研修を積んだ通訳者を除いては質やレベルが不明確であり、双方の伝えたいことが確実に伝わり理解できたかフィードバックがなされていなかった。医療通訳者が担う役割は非常に重要であるとともに、重い負担と責任を負うことは容易に想像されるが、なによりもまず本院での医療通訳士の必要性を認識するようになった。

1-4. ポルトガル語医療通訳者雇用とその評価

1）三重県国際交流財団からの推薦と試験雇用

　三重県国際交流財団に依頼し推薦を受けた4名の推薦を受けた。通訳者の経験は3～6年で、雇用形態としては非常勤で、1日1名を日替わりで8時半から14時までの間に、平成21年1月より3ヶ月間試験雇用を行った。

2）通訳内容の評価（図1、2）

　通訳件数は、3ヶ月間で延べ77人143件であった。外来・入院の受付・診療、検査結果・方法、医療費、投薬、入退院の説明、健康指導だけでなく、帰国のための紹介状や診断書、他の病院への紹介状作成など、院内のあらゆる分野のことに関して通訳が必要であり、診療科別の通訳の件数でも、小児科、産婦人科、総合診療科が特に多かったが、すべての診療科で必要とされていた。この傾向は現在でもあまり変わらない。その結果、院内の多岐にわたる診療科や部署から多岐にわたる依頼があり、通訳者には豊富な知識と対応能力が必要であることが明らかになった。

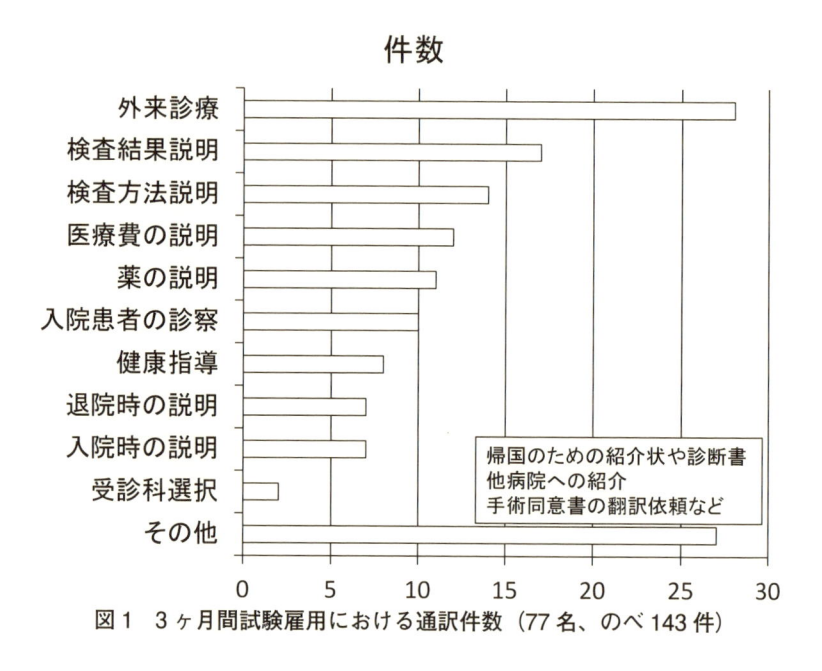

図1 3ヶ月間試験雇用における通訳件数（77名、のべ143件）

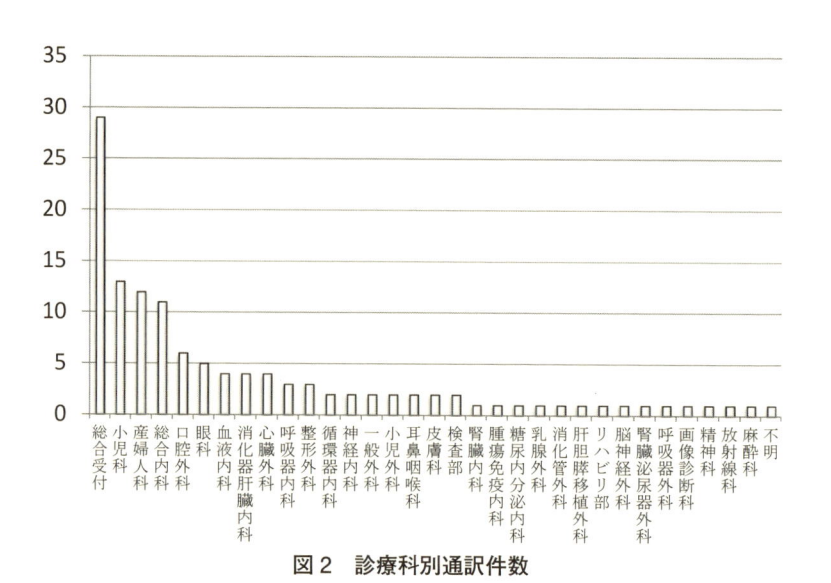

外来診療、検査結果説明、検査方法説明、医療費の説明、薬の説明、入院患者の診察、健康指導、退院時の説明、入院時の説明、受診科選択、その他

帰国のための紹介状や診断書
他病院への紹介
手術同意書の翻訳依頼など

図2 診療科別通訳件数

総合受付、小児科、産婦人科、総合内科、口腔外科、眼科、血液内科、消化器肝臓内科、心臓外科、呼吸器内科、整形外科、循環器内科、神経内科、一般外科、小児外科、耳鼻咽喉科、皮膚科、検査部、腎臓内科、腫瘍科、糖尿内分泌免疫内科、乳腺外科、消化管外科、肝胆膵移植外科、リハビリ部、脳神経外科、腎臓泌尿器外科、呼吸器外科、画像診断科、精神科、放射線科、麻酔科、不明

3）医療通訳者へのアンケート調査とその評価[1]

　通訳者を介した外国人患者のアンケート調査報告は散見されるが、通訳者の負担に焦点を当てた報告は少ない。今回、医療通訳者雇用における課題を明らかにする目的で、試験雇用と同時に医療通訳者に医師、看護師、ソーシャルワーカーで、通訳者一人一人に、通訳業務での①円滑に行うポイント、②注意していること、③負担に思う事、④医療通訳者の社会的立場についてインタビューを行った結果、以下のような問題が明らかになった。

① 通訳を円滑に行うポイント
　患者の言語レベルや生活背景を知ることが必要である。
　診察前に病気や治療方針などが分かっていると良い。
　医学や文化、宗教、習慣などの、幅広い知識の習得が必要である。

② 通訳業務で注意していること
　常に中立な立場で、私情をはさまずに通訳を行う。
　がんや HIV の告知などでも冷静かつ的確に通訳を行う精神的強さも必要である。

③ 通訳業務の負担
　通訳時間は1回1時間程度が望ましい。
　短期または臨時雇用であると、医療スタッフとの関係や医療機関のシステムなどが不明瞭で悩む。

④ 通訳者の社会的立場
　資格や認定制度が確立されていない。
　雇用形態がパートやボランティアが多く、身分の保障がされていない。
　誤訳の責任の所在が不明瞭である。
　スキルアップのための研修の機会が少なく、現場実習の機会もない。

1-5. ポルトガル語医療通訳者の正式雇用

本院では、医療通訳者の必要性を実感し、ポルトガル語医療通訳者を平成21年の7月からパートタイムの非常勤として、8時半～15時半の間で雇用を開始した。医療サービス課所属で医療福祉支援センター（以下本センター）にデスクをおき勤務を開始した。本センターは、医師、看護師長、副看護師長（小児看護専門看護師）、医療サービス課の事務、医療ソーシャルワーカー（MSW）、臨床心理士、三重県の難病専門相談員のスタッフ構成で、相談、連携・支援、意見・苦情の受付を業務の3本柱としている（図3）。本センターは院内の多くの部署と連携しており、情報も集まりやすく、医療通訳者も本センタースタッフもお互いに情報交換やサポートしやすい環境である。

相談	連携（支援）	意見受付
医療相談 看護相談 医療福祉相談 医事相談 心理相談 難病医療相談 **医療通訳**	院内共通病床管理 初診予約 退院転院支援 地域連携 三重安心ネットワーク（IDリンク） 小児在宅	意見 お褒めの言葉 苦情 意見箱・直接窓口訪問・電話 患者権利擁護検討会

図3　本院医療福祉支援センターの業務

1-6. 組織のバックアップ

アンケート調査をもとに、雇用した医療通訳者に対して行った組織の

取り組みを、対象をユーザーである院内スタッフと通訳者本人に分けて述べる。

1）院内スタッフへのニュースでの広報

　院内スタッフには、定期発行の医療福祉支援センターニュースや三重大学病院ニュースペーパーのMIUS（ミューズ）紙面で、ポルトガル語医療通訳者の紹介と、外国人医療に対する受け入れと理解を求めること、そして通訳者を介したコミュニケーションのこつを理解してもらうことを行った。
〜医療副支援センターニュースでのセンター長からのお願い〜
　職員の皆さま、日頃はポルトガル通訳（○○○○さん）をご利用いただきましてありがとうございます。まずまず、お役にたてているのではないかと自負しております。
　最近、医師からの外国人患者家族へのインフォームド・コンセントに同席し、○○○○さんの通訳業務をみさせていただいたのですが（内容はチェックできません。）、医師の皆さんに、以下の点に留意していただくと、より通訳がしやすくなると感じました。
① 　専門用語はなるだけ避けて、一般の人にわかりやすい用語を使用する。
② 　文節ごとに区切って、ややゆっくり説明していただく。
③ 　なるだけ絵を使用する。
④ 　「おおまかには問題ない」など、あやふやな言葉を避ける。
⑤ 　イライラしない。
　こうしてみると、外国人に限ったことではなく、日本人の患者さんに対してお話する時と共通する項目です。皆さん、どうぞよろしくお願いします。

2）院内教育委員会での講演会の開催

　上級医療通訳者を招き、外国人労働者のプロファイル、外国人住民における医療の違いと問題、医療と労働や教育との関係の問題、外国人が願うコミュニケーション法も学んだ。また、医療通訳制度や医療通訳人の育成や、医療機関、行政、NPO、NGOなどとの連携医療通訳のネットワーク形成、医学・看護学教育カリキュラムへの外国人医療に関する問題の導入などが課題として認識された。

3）医療通訳者へのサポート

① 患者さんとユーザーからの評価

　外国人患者および職員へのアンケートを行い、通訳業務を評価した。患者からの評価では、医療通訳の認知度、医療通訳者対応の満足度、通訳の理解度、活動時間などを評価した。満足度や理解度は100点満点近い高評価であったが、手術や特殊検査などに関しては、他分野の通訳業務に比して95点と若干評価が低下していた。また、活動時間では、夜間や休日の対応を求める意見が多かった。

　医師、看護師、医療事務など様々な職種からなる院内職員からの評価では、満足度は同様に100点近くの評価であり、「患者の話す内容が理解できた」、「診察時や検査結果の説明をする十分説明することができた」、「コミュニケーションが進んで、診察時間の短縮ができた」など医療通訳雇用の有益性を実感した意見が多かった。また、地域差があると思われるが、本院ではポルトガル語以外に中国語の医療通訳者を求める意見が多く寄せられていた。重症患者が多い本院では、緊急時の対応を求める意見も多く、理想の人数として2〜3人を挙げる意見が多かった。

② スキルアップの機会

　通訳上級者・指導者から指導を半年に1回定期的にスーパーバイズを受け、通訳業務や翻訳文書を評価していただいている。報告書提出は必須とし評価している。また、研修会への積極的な参加を促し、教育活動や論文執筆などとともに大学病院での勤務者としての評価項目としている。

③ 身分保障と業務責任

　医療通訳に伴う誤訳に対する責任に関しては本院が契約している賠償責任保険で対応可能であることを確認し、平成26年4月より常勤職員として採用され現在に至っている。

④ 院外からのサポート

　三重県医療通訳制度検討会の開催や、県内医療機関への医療通訳士の紹介などの医療通訳配置雇用創出事業を展開している三重県国際交流財団の存在と本院との良好な関係も、本院に勤務する医療通訳士にとっては大きなサポートになっている。

1-7. 医療通訳者雇用による採算性

　医療通訳者の雇用は、病院業務においては前述のごとくその貢献度は計り知れない。しかし、病院経営においては採算性・収益性を求められる場合がある。医療通訳者の存在により、外国人患者の受診が多くなりそれにつれて未収金が増えるのではないかと懸念する声が上がる場合もある。正確なデータを出すことは困難であったが、本院の検討では外国人患者の未収金減少に貢献している結果が得られた。本院のカルテや会計データに国籍や日本語の理解度を示す正確なデータがなく、ポルトガル語を話される患者は、カタカタ表記またはアルファベット表記となっているが、アル

ファベット表記≒日本語があまり話せない外国人患者とした検討では、2006～2008年と、2010～2012年を比べてみると、未収額が半減していた。また、日本の保険制度に加入しておらず、私費で受診し未収金となっている患者は、受診手続き前におおよその必要金額を説明することにより、未収金をほぼゼロにすることができた。今後、病院経営の面で医療通訳者の貢献度を明らかにする正確なデータを示すような取り組みが必要である。

1-8. 考察と今後の課題

　本稿では、国立大学法人病院として本邦で初めてポルトガル語医療通訳者を常勤職員として雇用するに至った経過と本院の取り組みについて述べた。

　医療通訳者へのアンケートによる検討では、医療通訳者は様々な診療から多岐にわたる通訳業務の依頼があり、医歯薬学、看護学、検査、事務知識、医療保険、社会保障などに関する幅広い知識が必要であり、そして患者の病気や治療方針を理解したうえで、外国人としての文化習慣、宗教にあわせた通訳をしなければならず、高度なスキルが求められていることが明らかになった。一定レベル以上の医療通訳者を雇用することは、患者と医療機関にとって大変有益なことは言うまでもないが、一定レベル以上の医療通訳者を育成する全国で標準化された研修制度がなく、スキルの維持や向上は自助努力によるものが大きいということも明らかになった。また、医療通訳者は専門的通訳技能だけでなく、倫理性や社会性も求められる全人的な人格で対応することが求められる一方、責任の所在や身分保障が不明確で、雇用のためには本人への社会的・精神的・心理的サポート体制も必要であるということが、これらの調査で明らかになった。

　その結果を踏まえて、本院では医療通訳者の職場環境として本センター

を選択した。本センターは前述のごとく多種職のスタッフが同居しており、院内の様々な情報が入り相談しやすい環境となっている。また、安全管理部や感染制御部、医療サービス課とも密なコンタクトを取っている。院外連携関係でも、地域の様々な公的社会的施設・機関や、三重県国際交流財団や上級通訳者との関係も良好であり、本センターに配置したことは正解であったと自負している。スキルアップには上級指導者からのスーパーバイズを定期的に受け、また、医療通訳関係のみならず、医療福祉関係、HIV関係、周産母子関係の勉強会や研究会にも積極的な参加を促し、大学勤務者の責務として、発表や論文作成の課題を課している[2)]。誤訳によって法的問題に対応できるよう損害賠償保険でカバーされることを確認し、本人の努力もあり病院貢献賞獲得とともに常勤化を果たすことができ、社会的なサポート体制も整ったと思われる。これらは、医療通訳者にとって大きな精神的・心理的サポートとなっていると思われる。

　今後の本院の医療通訳者の課題について述べる。まず通訳業務においては、当センターには年間約300件の意見や苦情が寄せられるが、外国人患者からの意見や苦情はゼロである。これは、外国人患者さんに満足な治療を提供できているわけではなく、外国人患者から意見や苦情を吸い上げきれていないことを表していると思われる。外国人患者の意見や苦情を取り上げて積極的に対応することが、患者の治療に役立ち信頼を獲得し、職員の意識改革、病院の機能向上につながると考えられる。

　一方、院外では国立大学法人での医療通訳者の先駆者として、関係者とともに山積された課題に向き合うことが挙げられる。重要な課題としては、医療通訳者制度の設立と医療通訳者の育成に貢献することである。海外では医療通訳制度を国際資格として確立し、医療通訳人の育成を積極的に行っている。1986年に International Medical Interpreters Association が設立し、会員1,600名を超え100言語に対応する医療通訳を行い、国家認証試験制度を施行している。しかし、本邦では2009（平成21）年に医療通訳士協議会が設立されたばかりで、医療通訳者の社会的立場を保障し、

雇用につながる資格の認定制度確立には未だ道半ばである。
　もう一つは、医療通訳者の貢献度を院内や県内だけでなく国内にアピールすることである。医療通訳に関する Evidence-based Medicine (EBM) は諸外国からは多くの知見が報告されている（図4）。本邦では、伊藤ら[3]が、ポルトガル語通訳者の導入により3歳時健診の受診者が増加したにもかかわらず健診受診率も増加させることができ、外国人住人の母子保健に重要な役割をはたすと報告しているが、欧米に比べて圧倒的に少ない。大学病院に勤務する医療通訳者として、医学部や看護学部内だけでなく、社会一般への啓蒙が必要と思われる。今後の日本の社会において、医療通訳者の必要性がますます重要になってくることは間違いなく、本院も医療通訳者とともに貢献していきたいと考えている。

外国人住民に関する情報把握での有益性
・国籍別の人口動態や社会経済指標
・疾病別罹患率、保健医療行動
・医療情報の入手、医療へのアクセス
外国人患者に関する情報把握での有益性
・医療統計（出身国別、診療科別、通院・入院）
・医療サービスに関する満足度
・健診受診率、予防接種受診率
医療通訳士業務に関する検証
・医療通訳士の有無による満足度・コスト
・通訳の正確さの検証
・成功例と失敗例の検証（とくに Lessons Learned）

図4　医療通訳に関する Evidence-based Medicine (EBM)

参考文献
1) 前田多見、地崎真寿美、鈴木志保子、佐々木知香、成田有吾、内田恵一：三重大学医学部附属病院の通訳の現状と医療通訳インタビューから見えてきたもの．病院 69: 543-545, 2010.
2) ワキモト隆子、地崎真寿美、内田恵一：医療通訳士からみた外国人診療のありかた－通訳士の役割．小児科診療 6: 971-975, 2013.

3) 伊藤美保，中村安秀，小林敦子．在日外国人の母子保健に関する通訳の役割．小児保健研究 63: 249-255, 2014.

「素人の見立て」

外国人患者「腸にポリープができているんだけど、大丈夫かなあ。」
通訳「腸のポリープなんて一つや二つ皆持っているよ。ポリープは良性だから大丈夫。」
　この会話どう思いますか？
　あなたは、こうした会話をしたことはありませんか？　井戸端会議で、友人との会話の中で、親の愚痴を聞きながら、聞きかじりの知識でアドバイスしたことはないですか？
外国人患者「このお医者さんは、どうも頼りないように思うんだけど、あなたどう思う？」
通訳「う〜ん。若いし、経験も少なそうだね。絶対大きな病院の方がいいよ。」
　この患者は、なんとなく医師に不信感・違和感を覚えています。でもそれは文化の違いで、自分だけが感じる違和感で、日本ではあたりまえのことかもしれないとも思っています。だから、日本を自分より良く知る人（通訳者）の意見を求めてきています。この通訳者は率直に個人的な感想を述べています。正しいか正しくないかの議論は別にして、この会話もどこかで聞いたことがありそうですね。
　これらの会話は私たちの生活の中でごく一般的に交わされています。
　でも、医療通訳者は、こうした日常私たちが安易に友人と話すような会話を、みだりに患者さんとしてはいけないと私は思います。それは、通訳者のアドバイスが、外国人患者さんにとって大きな影響をもたらす可能性があるからです。
　私たちも病院選びや病状について、様々なチャンネルを使って情報収集します。友人知人の口コミ、本や雑誌、インターネットのHPなど本気になれば、私たちの周りにはたくさんの情報があふれています。その中から取捨選択して、自分の判断をしていくわけですが、外国人患者さんの場合、言葉の問題も含めて判断材料となる日本の情報がとても少ないのです。ですから、自分より日本社会に精通していると思われる信頼できる医療通訳者の意見を重視しがちになります。
　医療通訳者は、このことを強く自覚しておかなければならないと思います。軽く、素人判断でアドバイスをすることで、診察の邪魔をしてしまったり、手遅れになってしまったり、病院の転院を繰り返すというようなことが起きてしまうことだってあります。
　私たち医療通訳者は医療従事者でもなく、家族でもない。医療に関しては、判断すべき立場にはないことを肝に銘じておかなければ、軽はずみな言葉を発してしまいます。
　情報提供は大切なことです。しかし、それはあくまでも本人の判断のための材料であることを肝に命じておくべきでしょう。
〈村松紀子〉

2. クリニックにおける医療通訳の役割

医療法人社団小林国際クリニック　院長・理事長

小林　米幸

はじめに

　筆者は1974年に医学部を卒業し、臨床の道に進んだ。レジデント時代は大学病院において主治医として数人の外国人患者に接したことはあるが、主に英語で対応できる人々であった。その後、神奈川県大和市立病院に外科医として勤務しているときに、1984年より（財）アジア福祉教育財団傘下のインドシナ難民大和定住促進センターの無料の嘱託医としてはじめて大人数の外国人患者を診察する機会を得た。彼らの国籍はカンボジア、ラオスであり、カンボジア人はカンボジア語、高齢者はフランス語、そして華僑系の人は潮州語を話した。ラオス人はラオス語にタイ語、そして華僑系の人たちは同じく潮州語を話していた。英語を話すことができる人はほぼ皆無であり、大和定住促進センターのカンボジア語通訳、ラオス語通訳、そして我が国がインドシナ難民を受け入れた初期のころに来日して、苦労の末に日本の看護師免許を取得して大和市立病院に勤務していた華僑系カンボジア人の女性と二人三脚で、これらインドシナ難民の人たちの医療を引き受けてきた。

　1990年に外国人も日本人同様、地域住民として受け入れる通訳付きの小林国際クリニックを大和市内に開設した。大和市立病院における筆者の患者の中にインドシナ難民出身の患者が多かったことからインドシナ難民として日本に定住していた華僑系カンボジア女性を開設当初から通訳とし

て有給雇用した。この女性は先に大和市立病院において二人三脚でインドシナ難民の診療にあたった看護師同様、日本語のほかに英語、カンボジア語、ベトナム語、北京語、広東語、潮州語を話した。ただ日本語の表現力にやや難点があった。彼女がラオス語に対応できなかったため、ラオス語と極めて近いタイ語の習得は筆者自身で行うこととした。さらにその10年後、このカンボジア人通訳の退職に伴い、フィリピン人女性を英語、タガログ語の通訳に、ベトナム人女性をベトナム語の通訳にそれぞれ有給雇用して現在に至っている。

　1990年1月の開設時より2014年1月末に至る25年間のクリニックの外国人患者は新規患者8,087人、延べ患者数は57,200人であり、印象としてはほぼクリニックの患者の15%から20%が外国人であろうと推察する。新規患者8,087人の内訳はペルー人1,511人、フィリピン人1,507人、タイ人1,398人、ベトナム人648人、カンボジア人436人、ブラジル人366人、アメリカ人267人、アルゼンチン人249人、中国人228人、スリランカ人187人がベスト10であり、国籍は72か国に及んでいる。延べ患者数ではペルー人12,951人、フィリピン人11,438人、ベトナム人6,169人、カンボジア人5,728人、タイ人5,348人、アルゼンチン人2,785人、ブラジル人2,565人、韓国人1,939人、ドミニカ人1,646人、アメリカ人1,433人がトップ10である。

　現在の対応言語と担当者は次のとおりである。

　韓国語（副院長―小児科医）、英語（院長―筆者、副院長―小児科医、フィリピン人通訳）、タガログ語（フィリピン人通訳）、ベトナム語（ベトナム人通訳）、タイ語（院長―筆者）、スペイン語（院長―筆者）

　2014年2月現在、医師として40年のキャリアとなったが、そのうち30年は日本人患者だけでなく、通訳とともに外国人患者に接しているということになる。

2-1. 病院とクリニックの違い

　本稿では入院施設がある比較的大きな医療機関を病院、入院設備のない比較的小さな医療機関をクリニックと表現してみた。では「病院」と「クリニック」の違いは何だろう？

① 病院と比較してクリニックのほうが地域住民とより密着した存在である。
② 病院と比較してクリニックのほうが診療科目が少なく、医師を含めた医療スタッフの数が少ない。
③ 病院と比較してクリニックのほうが命令指揮系統が単純である。
④ 病院と比較してクリニックではソーシャルワーカーがいない。その分、スタッフのうち、だれかがソーシャルワーカーの役割を果たさねばならない。

2-2. 医療通訳の立場から見た病院とクリニックの違い

① 病院と比較してクリニックの方が医師、看護師との距離が近い。すなわち医療用語の習得にも便利な環境である。
② 病院と比較してクリニックの方が診療科目が少なく、医師、看護師の数が少ない。すなわち習得すべき医療用語の数が比較的少なく、同じ医師、同じ看護師の医療通訳を務める可能性が極めて高い。すなわち通訳を実行しやすい環境にある。
③ 病院と比較してクリニックのほうが患者との距離が近い。すなわち通訳の対象となる外国人患者のプライバシーを知る機会が多い。通訳と患者という関係から逸脱する可能性も病院よりは高い。
④ 病院と比較して命令指揮系統が単純である。すなわち提案、実行に

時間がかからない。
⑤　病院と比較してクリニックにはソーシャルワーカーがいない。医師が外国人医療の諸問題に詳しい場合はソーシャルワーカーの役割をこの医師が担うことが可能である。しかし詳しくない場合はソーシャルワーカーの役割を医療通訳に期待されることが少なくない。

2-3．医療通訳はどうふるまうべきか？

①　病院と比較してクリニックは患者との距離が近い、すなわち患者のプライバシーをよく知る立場になりやすい。患者のプライバシーは絶対的に守らなければならない。知り合いに尋ねられても迂闊に答えてはいけない。
②　病院と比較してクリニックは患者との距離が近い。ゆえに患者から医療以外の頼まれごとをすることがある。仕事と自分自身のプライバシーとの境界をはっきりさせておくべきと考える。
③　病院と比較して命令指揮系統が単純である。すなわち医療機関に外国人患者を迎えるための諸対応、たとえば外国語での院内表示など、アイデアさえ出せば容易に実現しうる。
④　ソーシャルワーカー的な役割を期待された時のためには地域の医療機関、役所、保健福祉事務所の所在地、その役割について知っておくべきである。
⑤　地域のがん検診、特定健診、予防接種事業について外国人患者からの問い合わせにある程度は答えられるべく、知識を獲得しておくべきである。
⑥　外国人患者を診察するにあたり医師に適切な情報を提供するため、外国人患者に対しても日本の医療について適切な情報を提供するために外国人に関する医療問題について知っておくべきである。

外国人を診察する際の各種問題とは
a．言語の問題
中には母語の読み書きさえできない人たちがいること。
b．医療に関する習慣・考え方のちがい
宗教に起因するもの、宗教以外に起因するもの、患者が怒っているとき、不満を表現しているとき、何がその原因として考えられるのか、そういう情報を医療従事者側に提供するとともに、医療従事者側が何をしようとしているのか、患者に情報提供すること。
c．医療費の問題
外国人でも健康保険（社会保険）、国民健康保険に加入できることを知らない医師が非常に多い。また海外の民間会社の保険は患者の窓口全額一時建て替え払いであるので、全ての医療機関で原則扱うことができる。日本には原則として外国人であるからという理由で使用できない医療福祉制度はないということ。具体的には在留資格により異なるということ。予防接種など市町村自治体が管轄する事業は在留カード所持者はすべて対象になるということ。その他、結核を含む感染症に関する制度のなかには在留資格を問わないものもあるということ。こういう知識を医療従事者側に提供できるよう、学んでおくこと。
d．インフォームド・コンセントと人権
日本の医療と諸外国での医療におけるちがいを知っておくこと。

⑦ 自分や医療従事者が困った際のお助け機関についての情報を収集しておくこと。
NPO法人AMDA国際医療情報センター東京　電話03-5285-8088
受付内容　外国語での無料医療・医事相談、電話通訳など
対応言語　英語・スペイン語・北京語・韓国語・タイ語
（毎日午前9時～午後8時）

> ブラジル語（月・水・金　午前8時～午後5時）
> フィリピン語（水　午後1時～午後5時）
> ベトナム語（木　午後1時～午後5時）

引用文献

小林米幸『医師・看護師必読　臨床外国人外来対応マニュアル』ぱーそん書房、2015

「ヤマアラシのジレンマ」

　医療通訳は対人支援の仕事です。
　感情を交えず言葉を通訳するのが本来の仕事ですが、人間対人間のやり取りであるため、かなり泥臭い部分があるように感じます。
　通訳者にとって患者からの「ありがとう。お陰で助かりました」という言葉がなによりです。もちろん、その言葉がないからといって、仕事をなおざりにしたり、その人に特別冷たくしたりということではないのですが、やはり人間ですから、中には本当にお手伝いしたくないなあと感じさせる患者さんもいないことはありません。
　もちろん、苦しいし、心細いし、日本の医療文化がわからないのでいらいらしてしまうのはわかります。ただ、そうした感情を医療通訳者にぶつけられても、どうしようもありません。
　また、大変な場面でなくても、様々なところでトラブルを起こす話し方の人というのは外国人に限らずいます。自己主張を繰り返して相手の話を聞かないとか、相手の立場を思いやって譲歩したり調整したりできないとか、それこそ相手のメンツをコテンパンに潰すとか・・・。これは医療現場に限らず、会社との交渉や近隣トラブルや家庭裁判所の調停での通訳など様々な場面でみられます。そういう「負のエネルギー」のとても強い人の通訳をすると、そのエネルギーが体に入ってしまって、見えないものなのですが、体中に毒素がまわるという感じがします。手がしびれたり、心臓がバクバクになったりすることがあります。行政の窓口やメーカーの苦情処理や自治会の役員、学校などでも同じような経験をされている方がいるのではないでしょうか。
　最近では、対人支援全般に関して、それを担う人々の心のケアが問題になっています。
　外国へ来て、言葉の通じない場所で暮らしていくには、いろんな人たちの援助が必要です。行政だけでなく、友達やご近所やボランティアや様々な人たちとのかかわりのなかから助けたり助けられたりという関係が生まれます。それを自らの「負のエネルギー」で断ち切ってしまう人たちは、本当に生きづらいだろうなと思います。
　自己主張の強さは、外国で暮らしていくためには時には必要なのですが、自分の病気を治すチームには通訳だけでなく患者自身の協力が必要です。気持ちよくコミュニケーションができるような環境への鍵は、もしかしたら外国人患者自身が持っているのかもしれませんね。

〈村松紀子〉

3. 茨城県の医療通訳への取り組み

（公財）茨城県国際交流協会　事務局長

岩本　郁子

3-1. 茨城県の在留外国人の概要

　茨城県の在留外国人数は、平成25年12月末現在143か国51,107人で、平成21年の56,362人をピークに近年減少傾向にあるものの、全国でも10位前後に外国人居住者の多い県である。

　出身国は中国が27％、フィリピンが16％、次いでブラジル12％、韓国朝鮮が10％、タイ、インドネシア、ベトナム、ペルー台湾、スリランカなどで全体の約87％を占める他、多様な国からの外国人が県内各地域で

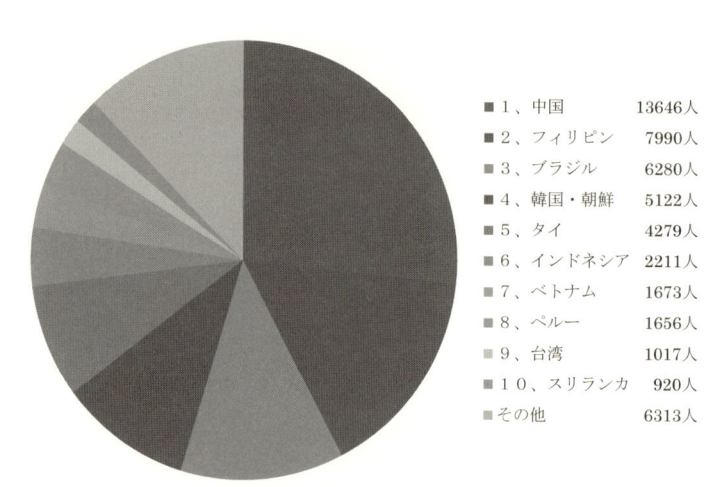

■ 1、中国	13646人
■ 2、フィリピン	7990人
■ 3、ブラジル	6280人
■ 4、韓国・朝鮮	5122人
■ 5、タイ	4279人
■ 6、インドネシア	2211人
■ 7、ベトナム	1673人
■ 8、ペルー	1656人
■ 9、台湾	1017人
■ 10、スリランカ	920人
■ その他	6313人

茨城県の国籍別在留外国人数

生活をしている。

　在留資格別でみると永住者、定住者、日本人の配偶者等が55％を占め、次に多いのが技能実習1号2号の20％で全体の75％を占め、次いで留学が5％、それ以外の在留資格は多くても1％前後となっている。

　国際結婚や日本での就労等、長期滞在が予想されるグループと、1年から数年の滞在で入れ替わる実習生等のグループに分けられるが、いずれの場合も日本に住んで暮らしていくうえで、日本語を習得することは必要であり、当協会は外国人居住者の日本語学習を支援するため、県内各地にボランティア日本語教室の開設を推進してきた。現在県内44市町村中30の市町村で97の日本語教室が開催されている。日常会話能力の習得は必要不可欠である一方で、文書による日本語への理解や、災害時や緊急時等非日常時の日本語についての理解は外国人にとって困難であることが多い。

　当協会では言葉のハンデイにより住民としての権利が侵されることや緊急時に生命が危険にさらされるようなことがあってはならないと考え、現在英語、中国語、韓国語、ポルトガル語、スペイン語タイ語、タガログ語、インドネシア語、ベトナム語の9言語による情報提供を行っている。

3-2.（公財）茨城県国際交流協会の多言語支援

　外国人の日常生活の言語によるバリアーを取り除くための事業の一環として、9言語による外国人相談センターの運営や、市町村と連携して多言語での「生活オリエンテーションの実施」、9言語による「災害時マニュアル」や「生活ガイドブック」、医療現場での指差し会話帳「メディカルハンドブック」等を作成配布している。このことにより県内の在住外国人の95％の母語をカバーしている。またや防災訓練等様々な分野の言語サポートについて事業を展開してきている。

　一方、当協会では県民との交流をすすめ多文化共生の地域づくりを推進

することを目的として「多文化共生サポーターバンク」を開設しており、「各国事情紹介講師」「ホームステイホストファミリー」等のほか、言語支援を目的に「語学サポーター」、「災害時語学サポーター」、「医療通訳サポーター」等が登録し、登録者をインターネットで公開している。

多文化共生サポーターバンクは、インターネット上から人材データベースに登録されているサポーターを検索・依頼することができ、必要に応じて派遣するものである。

3-3.（公財）茨城県国際交流協会の医療通訳への取り組み

特に医療現場での言語サポートについては、まず平成16年度に県外の医療通訳派遣実施団体を訪問し、ヒヤリングによる調査を行った。その結果、医療通訳派遣には、保険の有無等外国人側の受診体制の課題、また、医療機関等における通訳者受け入れ体制の課題、医療通訳の資質や待遇の問題など通訳者の課題、そしてどこが派遣主体となり、派遣にかかわる経費を誰が負担するか等派遣システムの課題など、簡単に解決できない多くの課題があることを知った。こうした検討課題があることを認識しつつ、手さぐり状態で平成17年度よりつくば市を中心に「医療現場における言語サポート研修会」を実施した。その後現在に至るまで、水戸市、日立市、神栖市、結城市においてその周辺市町村をも対象とし、県の5つの行政区域全域で15回にわたり研修会を実施し人材の発掘・登録・育成に努めてきた。

1)（公財）茨城県国際交流協会の医療通訳サポーターについて

医療通訳は本来、相当の語学能力と医療現場に必要な見識を持つ方々に登録してもらい、医療現場に派遣することが理想である。また、その緊急

性や通訳の協力体制などを考慮すると、市町村単位での登録派遣がより効果的と考えられる。

　そのため、当協会ではまず県内で最も外国人居住者が多く、さらに研究者や留学生など安定した在留資格保持者の多いつくば市をモデルとして、平成17年度より平成19年度までの3年間、つくば市及び近隣地域を対象に医療通訳研修会を実施し、医療通訳派遣のシステムを構築することをめざした。つくば市ではすでに外国人患者を診察した経験のある病院やクリニックも多く、医療通訳のニーズも高いことから、研修会においては通訳者養成のための「通訳コース」に加えて、医療関係者向けの講座「一般コース」も取り入れ病院側の理解と協力を求めた。通訳コース受講者は講座終了後、通訳能力に応じてABCの3ランクに分け医療通訳者としてつくば市国際交流協会に登録を行った。現在、つくば地域においては「医療通訳ボランティア」として筑波大学病院や筑波メディカルセンター病院等に対して、つくば市国際交流協会により派遣が実施されている。

　一方、つくば市以外の茨城県のほとんどの地域においては、ランク付けを行って登録することのできる通訳者を発掘することが難しいのが現状である。医療現場からつくば地域以外の言葉がわからなくて困るという相談が寄せられた場合、その支援策として医療通訳研修修了者をメインに「医療通訳サポーター」として当協会の多文化共生サポーターバンクに登録することとした。県内5ヶ所での研修会開催の結果、現在22言語234人の医療通訳サポーターが登録されている。

　医療通訳サポーターについては、必ずしも医療通訳者としての必要な資質を備えているとは限らないため、あくまでもコミュニケーションのための支援者（サポーター）としての通訳と位置付け、派遣の際には以下により確認することとしている。

〚医療通訳サポーターの派遣に関する確認事項〛

①医療通訳サポーターは病院等医療機関からの要請に基づいて派遣する。外国人患者からの依頼は病院を通して行うように勧める。

②依頼者には、活動が感染症などの危険を伴うものでないことを確認する。サポーターの身体に危険を及ぼす恐れがあるかどうかを必ず確認する（ex. 結核患者の通訳、他害行為を行う可能性のある精神病患者の通訳）。

③依頼者には、医療通訳サポーターは訓練を受けた専門の通訳ではなく、外国人と医療関係者間のコミュニケーションのサポートを行うためにボランティアであることを確認する。そのうえで通訳内容が直接患者の身体や生命に影響を及ぼすなど、ボランティアでの対応にそぐわない場合には、派遣を行わない。

④医療通訳サポーターはどのような内容の通訳活動になるのか、依頼者に可能な限り聞き、通訳ができる内容か当事者間でよく確認をとる。重責である場合は断っても構わない旨伝える。

なお、派遣に際して、交通費実費は医療機関か患者である外国人に支払ってもらうよう依頼している。さらに余裕がある場合は謝金を負担してくれるように依頼している。

3-4. 医療通訳サポーター派遣の現状と課題

1）医療通訳利用についてのアンケート

平成24年度に、医療機関と外国人を対象に、病院での通訳の利用に関するアンケート調査を行い、医療機関86件、外国人308件から回答を得た。

その結果、医療通訳の必要性を感じる医療機関は52.3%、外国人は57.8%となり、実際の医療現場では言葉が通じず困っている状況が伺える結果となった。ただ、医療機関が通訳を活用するには、通訳者の語学力・誤訳の心配、手配の仕方、交通費等費用の問題など課題がいくつかあげられた。

外国人については、通訳を依頼することへの不安はないと半数の回答があり、通訳利用に前向きであるものの、通訳者の語学力や同性を選べるかなど疑問もあることがわかった。

【医療機関対象】
Q1 言葉の通じない外国人患者に対し、どのような対応をしますか？
（複数回答）

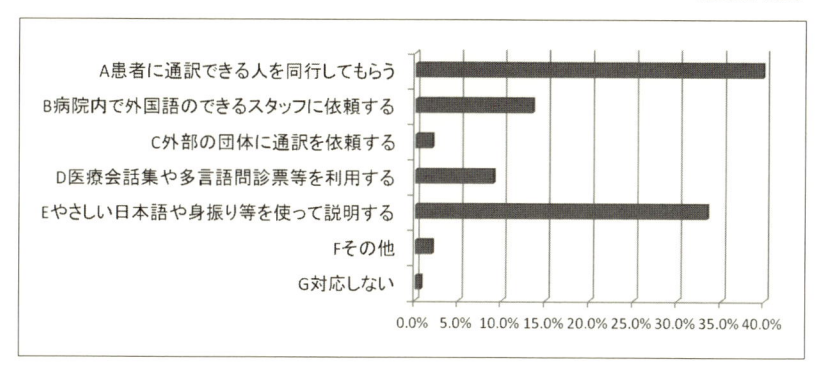

- A 患者に通訳できる人を同行してもらう
- B 病院内で外国語のできるスタッフに依頼する
- C 外部の団体に通訳を依頼する
- D 医療会話集や多言語問診票等を利用する
- E やさしい日本語や身振り等を使って説明する
- F その他
- G 対応しない

Q2 医療通訳を活用するにあたって障害となることはなんですか？
（複数回答）

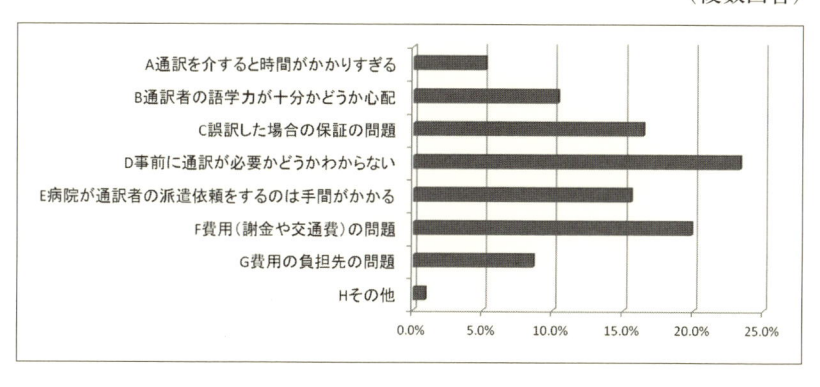

- A 通訳を介すると時間がかかりすぎる
- B 通訳者の語学力が十分かどうか心配
- C 誤訳した場合の保証の問題
- D 事前に通訳が必要かどうかわからない
- E 病院が通訳者の派遣依頼をするのは手間がかかる
- F 費用（謝金や交通費）の問題
- G 費用の負担先の問題
- H その他

【外国人対象】
Q1 言葉が通じないために病院で困ったことがあれば教えてください。
・自分の病気の症状がうまく説明できない。そのため医師に理解してもらえない。
・医者の病気についての説明、検査結果が理解できない。
・医療専門用語、病気の名前、薬の飲み方がわからない。

Q2 病院で通訳をお願いする場合、何か不安なことはありますか？不安に思うことはなんですか？

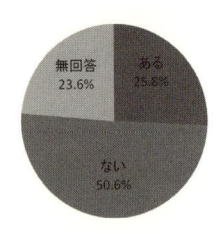

無回答 23.6%
ある 25.8%
ない 50.6%

・正確な通訳をしてくれるのか、方言などを使った時、話が正しく伝わったのか心配。
・通訳者の語学力。
・通訳者は医者の話す医学用語を理解すべきである。
・通訳者の性別。特に女性の病気や出産の時に困る。
・個人情報が守られているかどうか分からない。
・日本語が話せないので、病院でどのように通訳を頼めば良いかわからない。

2）医療通訳サポーターの活動状況

　茨城県の医療通訳サポーターの利用者は、在留外国人の出身国からもわかる通り、希少言語の通訳者を求められることが多い。希少言語のサポーター登録者は少ないうえにボランティアであることからサポーターの都合により必ずしも派遣できるわけではない。また、登録の語学力基準が確定していないなど登録制度の熟度が低いことから積極的な広報は行っていないなど、必ずしも活用の頻度は高くないのが現状である。

　今後、当協会としてどのように医療通訳にかかわる支援体制を充実していけるか現段階ではまだ検討課題であるが、医療通訳派遣が制度として構築されるためには、病院、患者、通訳者、コーディネーターのネットワーク化が必要であり、そのためには医療通訳の社会的認知度を高め、関係機関の積極的な関わりが必要不可欠である。

医療通訳サポーター活動の状況

年　度	言　語	人　数	依頼者	交通費	謝金
平成25年度 （3言語13名）	中国語	2名	病院	○	×
	タイ語	3名	病院	○	×
	ポルトガル語	8名	健康診断	○	○
平成24年度 （4言語10名）	ベトナム語	1名	病院（歯科口腔外科）	×	○
	中国語	1名	保健所	○	×
	タガログ語	2名	病院、保健所	○	×
	ポルトガル語	6名	健康診断	○	○
平成23年度 （5言語16名）	タガログ語	2名	病院	○	×
	スペイン語	2名	病院	○	×
	タイ語	2名	病院	○	×
	ポルトガル語	6名	健康診断	○	○
	インドネシア語	4名	病院	○	×
平成22年度 （6言語20名）	ロシア語	2名	病院	○	×
	ベトナム語	2名	病院	○	×
	インドネシア語	2名	病院（歯科口腔外科）	×	○
	タガログ語	5名	病院	○	×
	スペイン語	4名	病院	○	×
	ポルトガル語	5名	健康診断	○	○

＊交通費は実費・謝金は当協会規定を基準とし話し合い

　多文化共生の社会が進展していくうえで、社会的ニーズは高まっていくことと予想されることから、今後も医療通訳研修会を継続的に実施し通訳者の資質の向上と人材発掘に努めるとともに、国内の先進的な取り組みを行う組織団体の動向に注視し、県内の医療関係者や県民にその必要性を理解してもらうように努めたいと考えている。

3-5. 体験談：茨城県多文化共生サポーターバンク医療通訳サポーターから

医療通訳サポーター（ポルトガル語）　中嶋　ひろ

　消化器の手術をした新生児の母親（ブラジル国籍シングルマザー）への、新生児退院後の生活指導に同席、初めての子どもだったため、沐浴のさせかた、ミルクの与え方などに関して保健師の指導を通訳した。母子家庭であったことから、福祉事務所の職員も一緒に来院し、各種申請書類などの記入にも通訳支援を実施、子どもの退院手続き等を行っている中、母親の様子がおかしいことに職員が気づき、精神科受診となり、初回診察に同行した。診察の結果「うつ病」と診断されたため、子どもは乳児院にあずけ、母親は治療に専念することとなった。精神科の通院に同行したが、問診票の内容も内科、外科の内容よりも細部にわたり、辞書を使用しながらの説明となった。医師の診察内容も、精神科特有の言葉があり、また診察の流れをつかむことができず、最初の数回は、非常に困難を感じた通訳支援であった。薬の服用状態を訪ねる医師に対して、Aさん「飲まなかった」・医師「なんで？」・・・Aさん「神様が飲んではだめだと言ったから」といった会話がかわされることもあり、言葉を通訳するだけでなく、外国人特有の文化を理解することへの難しさに直面した診察内容だった。その後、母親は関西地方にすむ父親と同居をするために引っ越しをしたため、当該病院での治療は終了となった。

　最初は新生児の退院後の生活指導に関する医療通訳が、母親の精神科受診の通訳に移行したケースとなった。病院のソーシャルワーカー、福祉事務所担当者、医師が連携をして取り組むことができた好事例だったと言える。

　反省点としては、精神科の診察予約をする際、うつ病の患者は朝が苦手であるという病気の特質を知らなかったため、私の都合だけで、午前中一

番の時間を指定してしまったことである。そのため、迎えにいった福祉事務所の職員もAさんを診察につれてくることができず、関係者に迷惑をかけることになってしまった。また、うつ病の患者は、反応がゆっくりであるため、医師の質問に対して、回答がでるまでに数分かかることがあり、質問の意味がわからなかったのかと心配になることもあった。医師から、ゆっくりと患者さんのペースに合わせるようアドバイスをもらい、ゆっくりと回答を待つことができるようになった。医療通訳として、患者の病態を勉強することが不可欠であることを痛感した事例だった。

医療通訳サポーター（スペイン語）　中根　智子

　私が医療通訳を依頼されたのは、国籍の違う両親の間の子（当時6歳）で重篤な白血病患者のケースでした。患者さんは母親からの骨髄移植をうけるため入院することになったのですが、「病気の治療は患者と医者だけの問題ではなく家族皆が一丸となって行うもの」という病院の先生方の姿勢により、ご両親もお子さんの今の状態、今後の治療、その効果と副作用など細かな部分まできちんと理解する必要があるということで、父母それぞれに医療通訳がつけられました。

　通訳の準備として、まず白血病について先生方とご家族との会話を頭の中でシミュレーションし、会話の中で使用されるであろう言葉を日本語と外国語でそれぞれ確認をしておきます。実際の場面では、先生方が、内容を正確に伝えてほしいという思いから通訳するフレーズを短く区切ってくださったので支障なく通訳ができました。その後、患者さんの状態や治療に変化がある度に通訳を行い、退院して経過観察となった時点で一段落となりました。

　しかし半年後、緩和ケアについて説明をすることとなり、治療法とその効果、副作用そして最悪のケースの説明を通訳しました。とてもデリケートな問題なので細心の注意をはらって言葉を選びながら通訳しなければならず、一連の通訳の中で一番苦労した部分です。

通訳終了時、ご両親からは母国語の通訳があったおかげで病状や治療についてきちんと理解でき、感謝しているという言葉をいただきました。言葉のわからない外国人にとっても医師にとっても医療通訳者の果たす役割は大きいと思われますが、実際には英語以外の言語で通訳できる人が少ないため、緊急時など患者が必要なときに通訳者が派遣できない可能性もあります。

　そのうえ病状経過の理解度という点から一人の通訳者が継続して行うことが多いのが現状で、一人の通訳者の負担が大きくなります。特に重病患者のケースでは通訳の内容が重く、通訳者は患者の状況に一喜一憂し気持ちが左右されがちです。心理的ケアのフォロー等があれば多少は負担が軽減されるかもしれません。

　さらに、宗教的・習慣的背景から外国人が受け入れられないこと（治療）や日本の常識が通用しない国も多々あります。通訳者は、医師に対しては外国の国民性や習慣などを、患者に対しては日本のやり方・考え方を説明して、相互理解ができるよう橋渡しする役目も担うことになるので、その国の習慣や文化に対する理解も必要となります。

　他に通訳者の資質の問題、業務の安全性の問題など課題は多いのですが、今後、外国人患者と病院を結ぶ役目を担う医療通訳従事者がさらに増え、日本にいる外国人がより安心して暮らせる社会が構築されることを経験者の一人として切に願っています。

4. 医療通訳のメンタルケア

在名古屋ブラジル総領事館
ブラジル人民委員会 SABJA-Disque-Saúde

中萩　エルザ

　筆者はブラジルで医師として勤め医療現場を知る一方、言語を専門に勉強したわけではないので、通訳者としてのスキルは無かった。特に訳すスピード、内容の長文記憶、専門用語の正確な置き換えなどは、来日後必要に迫られ、経験を重ねながら得てきた。この経験や他の通訳者の経験をシェアし少しでも役に立てれば幸いに思う。

4-1. 通訳者の形式及びストレスの要因

　言語を話せるのと通訳業務を担うことには違いがある。通訳の訓練を受けていないとストレスが大きい。また、現場での訓練を受けていないと、病院・病人という特殊な雰囲気・環境での通訳のストレスは更に大きい。
　通訳のストレスの要因として、多くの通訳者が感じることは以下である：

1) 日本語そのものの難しさ
　　複雑な文型や曖昧な表現、訳す言語にない表現、数の多い専門用語、他の国にない医療制度の用語などを訳すのは難しい。

2) 通訳難度の低いケースから高いケース、長時間にわたる通訳ケース

簡単で良くあるケースだからといって、気を抜いて通訳してはいけないし、重度な疾患や患者の深刻な状態の通訳は、本人以外、家族に対して行うこともあるので神経を使う。また、入院や手術の説明通訳などの際、看護師、主治医、麻酔科医、薬剤師、ソーシャルワーカーなど、他職種の医療スタッフが入れ替わりながら順番に説明に入るが、それに対する通訳者は1人なので集中力を保つのにストレスを伴なうことが多い。

3) 患者側の要因

　　症状を正確に伝えられない、特に心療内科、精神科、小児科（発達健診や発達障害など）の通訳は難しく感じ精神を消耗する。また、患者が全ての説明を理解できない場合や、診断を受け入れられない場合、治療方針変更がある場合など、医師や通訳者はストレスを感じることが多い。

4) 通訳者側の要因

　　会話を通訳することができても、文書（問診票、誓約書、検査の説明書、診断書など）に書いてある全ての漢字や表現が解らないと通訳者は無能さを感じ、辛くなる。初めて聞く病名や検査説明の際、専門用語をその場で辞書を引きながら通訳するのは、緊張、焦り、不安でストレス度は高くなる。また患者が感情を露わにして取り乱した時に、通訳が進まず診察も滞り、辛かったとの相談を受けたこともある。

　　患者の知人・友人・家族が通訳を務める場合、身近な存在の病だけに受けるストレスは大きい。相手の性格や精神状態、経済状況もある程度知っている間柄となるので、他人の通訳をする場合とは別の面でストレスが増す。

　　感染症患者の通訳を行う場合、やはり接触者として自分への感

染、家族（特に同居している小さい子や高齢者）への感染の心配もある。

通訳者本人の体調が悪い時は、精神的に敏感になっているので普段こなせているようなケースなのに、思うようにできず、自信を無くしたり、焦ったり、イライラしてしまう場合がある。

5) 医療従事者側の要因

通訳者を介しての診察に慣れていない医師は、日本人患者と話しているような状態で診察を進めてしまう。早口で、かつ難しい言葉使いと区切りが少ない会話で、しかも声が低いことも多く、通訳するには難しい条件がそろっている。神経を張りつめて、全力で集中することで、診察の通訳を終えると疲れが一気に出てしまう。大声で患者に説教をする医師もおり、その通訳に当たる日は出勤前から憂うつになるという相談を受けたこともある。

以上のいくつかの例に上げたストレス要因のなかで、通訳者は業務をこなしている。そして通訳者のタイプによってストレスの種類も違う。

① 病院に雇用されている通訳者の場合、勤務時間が長く通訳の頻度も多いが、その分精神的ストレスも多く体力も消耗するが、収入は安定しており、辛いこと嫌なことがあっても他の医療スタッフが身近にいるので相談にものってもらえる。

② 個人で引き受けている通訳者は非常に大変である。通訳業務自体のストレス以外に、金銭的問題もある。医療機関に行く日は、診療から会計まで全て終わる時間が未定なので、その日は他の予定を入れられない。いつでも依頼の電話が掛かり得るし、遠い病院まで行っても、当日患者からキャンセルされたり、予約を忘れられていたりした場合

その日の請求はできないままとなる。また仕事上の相談を分かち合う人も身近にいるとは限らない。

③　患者の勤め先の（会社などの）通訳者が医療通訳を務める場合は、車で患者である社員の送り迎えの業務も兼ねる上、会社全般の通訳業務をこなすので、病院の待ち時間はロスに感じイライラして焦ると聞く。会社には患者である社員の病態の報告を求められる場合があり、板挟みで困ることがよくあるそうだ。

④　支援団体から派遣されているボランティア通訳の場合、依頼頻度が上記の通訳形式より少ないと思われることから、1件ごとの担当に緊張するかもしれない。しかし、支援団体という組織に患者、病院、通訳のコーディネートをしてもらえ、かつ通訳における問題の相談を受けてもらえる点は、安心である。

⑤　患者の友人・知人・家族がする通訳は無意識のうちに動揺してしまうことがあるので、やむを得ない場合を除き、できるだけ他人で信頼できる通訳者に頼むことを薦める。

いずれの形式であっても、通訳者のストレス要因は共通点が多い。異なる点は精神的に受けるダメージをどのように自己管理をするかで、自身の身体及び、精神を健全に維持することが肝要である。

4-2. 通訳のメンタルケア

通訳者のストレス要因を見ると、本題の「メンタルケア」をどうすればよいかが分かる。それはストレス要因を減らすことにほかならない。

1-自分は語学が好きであるか確認する。医療の現場で仕事をすることに耐えられるかを確認する

　通訳者はほぼ100％語学が好きと言えるが、そうでなければ無理をせず通訳の仕事はしないこと。なぜならば言葉は生きていて、常に勉強し続け、語学力を磨き続ける必要があるからだ。専門用語は常に勉強しなくてはならないが、語学が好きだと、楽しみながらできるし、自信にもつながる。

　医療現場で仕事をすることが生理的に嫌なのであれば、これも無理をせず「医療通訳者」の仕事はやめた方が良い。精神衛生上かなりよくない。しかし、「慣れていないのであまり好きではない」程度で語学が好きならば、通訳者として病院などに通っていると場慣れし、仕事に集中できるようになる。最初は簡単で、しかも通訳時間が短く終えるケースから引き受けるのがよい。

2-通訳者ネットワークを作る

　定期的に通訳者仲間が集る勉強会を企画、参加し、担当したケースで通訳が難しかった点、できなかった点、困った点など情報交換するとよい。ネットワークを作って緊急の時などに頼れて気の合う同業者がいると、安心に繋がる。

3-医療知識を高める

　担当した疾患についての症状・検査・診断・治療・副作用などで使われる専門用語を両言語で調べ、自分のメモ帳を作る。その上で次回の受診に備えると、落ち着いて対応ができ、自信と余裕に繋がる。

4-個人の通訳者や団体派遣の通訳者の場合、受診日前日に依頼された患者に予定を確認する

　「時間と待ち合わせ場所を詳細に確認したい」等、一本の電話・メッ

セージを入れると行き違いが防げる。

5-大事な点は（診断、主な検査数値、検査予約日、次回の受診日、薬の種類と飲み方、注意事項、申請・届け出に必要な書類、持ち物など）通訳内容をメモし、患者に渡す。個人情報なので失くさないよう気を付けて大切に保管するよう伝え、"通訳者はその控えを持っていない"ことも念押しし伝えることを薦める。

6-通訳時間が長くて込み入ったケースの場合、集中力が保てないと思えば自分から休憩を求める。例えば外の空気を吸って"脳に新鮮な酸素を送る！"、"体を4～5分動かして緊張をほぐす"、"好きな景色を思い浮かべ気持ちを整える"などして10分以内でリセットすることを薦める。

7-重度な疾患、感染症の通訳を担当している、あるいは担当するかもしれない場合は、それらに対して情報収集し感染経路、予防の知識などよく調べ、医療のチームとして感染を広げないよう気を付ける。正しい知識を得ることで通訳者は不安を軽減できる。

8-衛生面に気を付け、自分の健康状態を確認しておく
　院内、院外、帰宅後の衛生面に気を付け、自己免疫力がよい状態に保てるよう日常生活にも気を付ける。自分の体調が悪い時は早めに休息し、必要ならば無理をせず通訳者の代理を調整し、患者と医療機関にはできるだけ早く正確に伝える。通訳者仲間のネットワークを保持していると、心強く安心できる。

9-通訳に徹し、それぞれの医療チームの役割を果たす手伝いをする
　病状、病気に関しては医師の通訳、看護全般に関しては看護師の通訳、支払問題は会計窓口での通訳、生活や書類申請などに関してはソーシャル

ワーカーの通訳、患者の精神的相談が必要と思われる場合は臨床心理士・カウンセラーの通訳を行い、外の機関に繋ぐ必要があれば情報を提供し他の通訳者を紹介して問題を分ける（教育問題、行政問題、虐待問題など）。

10-気持ちや感情の面でも公私混同しない

　自身の過去の辛い思い出や、現在の問題と患者の問題に気持ちや感情を重ねないように気を付ける。他人のことを共感しても自分のこととして背負わないように冷静を保つ。どうしても苦しくて辛いのであれば、その問題は"自分自身の中"にあると思われ、自分自身で解決することを薦める。

11-失敗を生かし、自分を責めず、改善に努める

　どんな人にも、どんな優れたプロフェショナルにも「今まで携わったことないケース・経験」はあり得る。失敗した点は受け入れ、認め、早めに関係者に謝罪し、以降改善のために何をするかを伝え、努力をする。そうすることで、やがてそれらが経験の宝に変わっていき、自信に繋がる。

12-自身の性格を知り、ストレスを受けやすい部分はコントロールする

　短気ですぐにイライラしてしまう人、心配性の人、また、とても几帳面でテキパキと物事ができて、相手にもそれを要求する人、などはストレスを感じやすい。自身がそのようなタイプだと認識すればコントロールしやすく、ストレス解消法が見つかりやすくなる。

　もしそのようなタイプだと認識していなければ、医療通訳の場面だけでなく、どこに居ても、何をしていてもストレスを感じやすい人と思われる。

　認識する方法としては、イライラした時や不安を感じた時や腹が立っている時はその「感情に気付くこと」が最初の一歩である。

　次に「なぜそう感じているのか」と自問自答して理由を探す。そして次に「その理由を理解して少しゆずる、少し受け入れる」、もう一歩進んで、「皆は自分とは違うのだから仕方がないか……」、と思うようなステップを

踏んで訓練することを薦める。
　自分の限界を知り、無理をしないことも大切だ。

13-苦手と感じる医師・医療スタッフの通訳を担当する時は、事前に一言挨拶をする。
　人は苦手なもの（食べ物、場所、音楽・映画のジャンル、など）は避けたがるのが普通である。しかし、仕事となると苦手な人は避けられないし、病院に雇用されている通訳者であれば、他の通訳者に変わってもらうことは難しいかもしれない。「超苦手」を「苦手」に変える、「大嫌い」を「嫌い」に変えると少しは楽になる。
　通訳任務の前（患者がいないところで）に短い挨拶・打ち合わせをし、自分の苦手に感じる部分を伝え、少し配慮してもらえると気分的に楽になるかもしれない。通訳が終わって、機会を見て自分の通訳は解りやすかったか、自分の仕事で改善すべき点はないか意見を求めるのも良いと思う。

14-通訳場面と私生活を切り離す
　通訳が終わると、次の予定に行く前に一息つく。直接家に帰らないで気分転換するのがよい。つまり、現実の私生活にリセットすることを薦める。

15-物事をポジティブに考える習慣を身に付ける
　嫌な状況、嫌な人間関係、難しい・失敗などの通訳経験から「何を得て、自分のものにするか」というポジティブシンキングを常に持つ。ストレスはある種、本当の自分に気付かせてくれる良いツールの一つなのだと筆者は思う。どこの点においてストレスを感じるのかに気付けば、改善できるポイントがみえてくる。良いことだけにではなく、"悪い"出来事も含めて全ての出来事に感謝すると、仕事が楽に感じる。

16-心療内科医、ホームドクター、カウンセラーに頼ること

　守秘義務のため仕事上のストレス内容は、関わっている職員以外には、たとえ家族にも友達にもいえない。心療内科医やカウンセラーを受診して、自分の中に"たまっている事を話し、共感してもらいたい"内容を、安心できるプロフェッショナルに話すと気分が楽になる。

　筆者が相談医として初期の頃、あるケース（通訳ではない）を担当した。まだ日本ではカウンセラーという職業が知られていなかった時のことだった。外国人夫婦が仕事を求めて日本に来たが、この国の規則正しいリズム、生活環境、言葉の壁などで、心身症を患い夫婦仲にまで影響が及んでいた。適切な医療機関を紹介し、薬を飲むことで体の不調は改善したので、カウンセリングを母国語で筆者が担当した。4回のセッションが終了した時、帰国するとの報告を受けた。数日後、患者の妻と警察から電話があった。患者が溺死体で発見されたが、何らかの理由を尋ねられた。その数日後に、その患者からお礼の手紙が届いた。「やはり日本で仕事をしながら暮らすのは無理だと感じ、帰国する決心をした。帰る準備をしていると気持ちが軽くて嬉しい。帰国する前に、日本の海で海水浴を楽しんで良い思い出を最後につくる。何回も辛い時に話を聞いてくれて、本当にありがとう。妻といっぱい話し合えたので良かった、etc…」という内容だった。

　ところが筆者の気持ちは複雑だった。故人からの手紙と警察からの電話のタイムギャップがあり、すっきりできなかった。このような内容の話を安易に友達にはできない。やはり、プロフェッショナルに頼ることにし、ブラジルに電話し臨床心理士のセッションを受けた。複雑な気持ちを整理し言葉にして、心を重くしていたことを吐き出した。話を聞いてもらえるのは、こんなに楽になるのだと実感した。考えの方向性も変わり、カウンセリングの仕方を教わった。このケースに出会って感謝することがたくさんあった。

17-手短にストレスを解放する療法

EFT療法（英語の Emotional Freedom Techniques の略）〔http://www.emofree.com/〕はアメリカの科学者　ゲイリィ・クレイグ氏（Gary Craig）が開発し、世界に広まったネガティブ感情解放療法で、指でツボタッピングする療法だ。日本ではブレンダ・ダランパン氏が代表となる（http://www.eft-japan.com/）。（筆者はEFTセラピストでもある）。

針を使わないのでどこでも、いつでも手軽に自分で行えて、2～3分で開放できる。もちろん、感情には、過去の記憶からの関連があるので、深い部分の感情を取り除くことは必要なので、時間をかけてワークすることを薦める。しかし、病院という場面でストレスを感じながらその一日を過ごすより、その都度タッピングして嫌な感情を開放すると、かなり楽になる。

詳しいことはEFTのホームページを参考にして頂きたい。療法の情報も記載されタッピングの仕方も無料でダウンロードできる。

筆者があるケースを担当して、ショッキングな場面が頭から離れられなくなり、EFT療法を自分に行ったケースを一つ紹介する。

ある医療機関に出張していて、帰り間際、緊急で他のクリニックから運び込まれた外国人女性とその家族が来院した。出産時の羊水塞栓の疑いだった。数人の医師と看護師が救急室で慌ただしく処置をしていた。廊下には待機している家族と、クリニックから同行して来た産科医がいた。医学生時代は医学書やスライドだけでしか見ることのなかった羊水塞栓を、通訳の場面で初めてみることになった。患者はDIC（播種性血管内凝固症候群）を起こして死亡した。家族にはその状態を通訳することになった。夫と患者の母は泣き崩れ、その内容の説明をどの程度聞き入れられたか解らなかった。通訳を終え、その場を去ったが、夜になっても筆者の頭の中は、むなしい結果となったが精一杯尽くされた医療スタッフの表情、出血多量で死亡した女性の姿、「孫の誕生が娘の死の原因になったことを、孫には何と説明したらいいのか、解らない…」と患者の母が言った言葉が離

れず辛かった。翌日の仕事には疲れが残ると感じ、EFT療法を行った。2〜3回繰り返し、頭の中の映像と母親の言葉を苦痛なく受け入れ、ショックは去った。後は静かに祈ることができた。

　EFTは記憶喪失にはさせない、つまり、出来事そのものは消さない。ただ、その出来事にまつわる、自分にとって嫌な感情（悲しい、悔しい、辛い、怖い、不安など）を取り除くので、事を受け入れやすくなる。そして、前進しやすくなる。

18-信仰と祈りの力
　祈りは大脳辺縁系に大きな作用をし、免疫力を高め精神状態を安定させる作用があることは科学的に証明されている。それは宗教とは関係ない。
　多くの南米人、特にブラジル人は信仰深い。筆者も例外ではなく、一日は祈りで始まり、祈りで終わり、就寝時は祈りの安らぎの中で心身を癒す。祈りは神にゆだねることを教えてくれ、インスピレーションを受けやすくする。

終りに

　医療通訳とは陰の存在であり地味な仕事で、患者と医療スタッフの間に立つストレスの多い仕事かもしれない。しかし、回数を重ねる毎に新たな自分を発見でき、自分を磨くことのできる仕事だ。言葉というツールを通して誰かの役に立てると、喜びを得て、自分もみんなに感謝できるようになる。
　しかし、言葉は生きているので、発する言葉にエネルギーがある。よって、通訳者は特に日常的に質の良い言葉を選んで話すように心得なくてはいけない。
　筆者は一番のストレス解放と一日の仕事の成功は、祈りを通して天の父

"神"と話しをすることだと思っている。一番の理解者であり、困った時は事が上手く運ぶコマを動かしてくださり、道に迷った時には手を繋いで導いて下さり、仕事が上手く運べば成長を認め一緒に喜んで下さる。たくさんの相談医や通訳者がある中、筆者が担当するケースは、理由があって神の手で振り分け与えられたものだと感じ、感謝をする。

　最後にもう一つのケースを紹介してこの章を終わりにする。
　70代の外国人男性が仕事中突然意識朦朧とし、呂律が回らなくなって病院に運び込まれた。脳梗塞と診断され治療したが、検査結果は末期の肺癌ステージ4で、脳へと転移したのが原因だと判明した。
　来日15年以上で、仕事熱心で家族の生活費と息子の学費を仕送りしていた。こちらでは身寄りがなく予後が悪いため、ブラジルに住む家族のもとで癌治療をした方が良いと胸部外科のチームは判断し、その説明のため通訳を依頼された。
　カンファレンスルームには脳神経内科医、胸部外科医数名、ソーシャルワーカー、勤め先の会社社長夫妻が参加した。脳梗塞の為、理解力と記憶力も低下して、それぞれの専門医からの病態の説明を理解するのに時間を要した。帰国することを選択したが、一人での歩行が困難になっており母国から身内の迎えを必要とした。更に本人のパスポートもビザも有効期限が1ヶ月に迫り、この期間内に全て整わなければ本人は帰ることができない状況に陥る可能性があった。金銭的な問題（病院の支払い、航空チケット代など）は、会社の社長が個人的に申し出てくれたので、その面は安心だった。
　国にいる家族とのやり取りは通訳の筆者一人であり、相手は常時インターネットを使用できない町だったため、電話のやり取りで対応を急いだ。迎えに来るのは息子となった。彼のパスポート申請、発行まで数日かかるうえ、日本への滞在許可がおりるまで数週間〜1ヶ月かかるということだった。更に急遽の往復（1週間以内）チケットと患者の帰りのチケット

の手配もしなければならなかった。

　それぞれの専門医はブラジル領事宛に事情説明状を書いて、ビザの緊急発行を願い入れてもらった。航空会社から必要とされた渡航許可の診断書やブラジルの医療機関への医療情報提供書・診断書など、すべて短時間で用意してくれた。日本側ではソーシャルワーカーが窓口となって病院、会社と筆者のコーディネーションをしてくれた。

　筆者は空港で、名前のプラカードを持って知らない人を迎える体験を初めてした。その後病院に直行した。夜遅かったが、ソーシャルワーカーは待機して、病棟の看護師達はもちろんだが、他の患者達も状況を知っていたのか「病気の父親と海外から迎えに来た息子の再会の瞬間」を廊下で拍手で迎えた。ベッドで横になったまま喜んでくれた患者もいたに違いない。迎えに来て滞在中の3日間は父親の住んでいたアパートの整理、身の回りの準備、銀行口座閉鎖等手続きで慌ただしかった。幸運にも、筆者は休暇中だったので手伝うことができた。空港に送って行く道は日本を代表する桜が満開で、最後を美しく送り出してくれた。

　サンパウロに着いて、一泊休憩、そこから国内線に乗り、更に数時間のバスに乗り継いで地元に元気に着いたそうだ。患者のパスポートはブラジルに着いた翌日に有効期限が切れた。2ヶ月半後、父親が亡くなったと息子から連絡があった。短い期間だったが、再会した家族、初めて出会った息子の嫁、孫とは楽しい幸せな時間を過ごせたと、報告をしてくれた。

　一般的な状況ではありえない時間内で、皆の最高の協力を得て全てが整い、進むことができた。今回も神は全て調製して下さり、皆に喜びと幸せをもたらして下さった。

　医療通訳業務ではないが、それに関連して通訳以外の働きをした方がよいこともある。もちろん、己の責任に置いてだが。ネガティブな予測も考えられる状況だった。でもポジティブ思考でステップごとに感謝をし働いたら、宇宙全体が上手くいくように応援してくれるのだ、と感じた。

筆者はブラジルの医科大学で勉強していた頃は、日本で医療通訳に携わるとは想像もしていなかった。医学に専念し、内科（感染症科）の研修医として臨床を大事にしていた。先生方は「患者の言葉をよく聞きなさい、そこには診断がある」、と良く指導して下さった。現在は通訳者として聞く患者の言葉と、また医師として聞く患者の言葉にダブルの意味でその重さ、責任を感じる。恩師に感謝するとともに、この仕事を支えて理解してくれる夫と子どもたちにも感謝する。

「見えない傷を言葉で表現する難しさ」

　医療通訳が必要な場面のひとつに、見えない傷や心の傷を医師に伝える時があります。明らかに高い検査値やぱっくり開いた傷口、骨折した腕などは誰が見てもこの人は患者だとわかります。痛いだろうなとか早く治療しなければと理解できます。もちろん、薬に対するアレルギーだとか既往症だとか問診しなければいけない項目はありますが、とりあえず医師も見れば理解できる病気や怪我の治療は、医療機関で通訳なしで行われているのが現状だと思います。医療現場は少ない資源の中でいつもベストを尽くして治療にあたってくれます。

　でもいつも切ない思いをするのは、見えない傷を抱える患者です。

　Aさんは交通事故の被害者です。左折してきた車に巻き込まれて自転車でこけました。事故から2年近くたつのですが、まだ右足が痛みます。保険会社からは症状固定を強く勧められ、詐病の疑いまでかけられています。でも痛いのです。それを伝えるために様々な表現を駆使して痛みを訴えます。外から見てもわからないし、通常同じような怪我は数ヶ月で症状固定と言われますが、なんといっても患者本人が痛いのです。患者本人の意思をどれだけ表現できるか、分かってもらえるか、通訳者も必死です。

　目に見えない、言葉でしか症状を伝えられない場合、絶対に診断・治療に医療通訳が必要です。大丈夫と言われて、その言葉を信じて帰ってきて症状を悪化させてしまったこともあります。もっと症状を具体的に表現できていれば、早く病気が見つかったかもしれないケースもあります。自分の症状を伝えきれないもどかしさは、実は患者自身が一番感じているのです。

〈村松紀子〉

5. 通訳コーディネーターから見た
　 医療通訳者に求められる資質

大阪府立呼吸器・アレルギー医療センター
手話通訳／外国語通訳コーディネーター

岩田　美加

5-1. 求められる医療通訳

　私は医療機関で通訳のコーディネーターをしている。そして私自身は手話通訳者で、手話通訳者の派遣コーディネーターの経験もある。
　医療において情報量の違いがあらゆる人にあってはならない。言語が障害となるのならその障害を取り除こう、というのが我々通訳者の使命である。まずこの事を共通認識として持とう。
　さて、我々医療機関が求める通訳者とは。ひとことで言うと、慣れた通訳者である。慣れた通訳者になるためには長く続けることだ。当たり前のことではあるが、これが皆なかなかできないから医療通訳者の数が増えない。もちろん制度の問題もある。平たく言えば食べていける職業なのかどうかということ。これは間違いなく大きな問題だ。
　慣れた通訳者がなぜ必要とされるのか。いろんな場面で要領がわかっているとスムーズに事が運ぶので便利だということはあるだろう。経験を積むと先のことを予想することができる。医療現場においては予想されないこともおこりうる。パニックが一番怖い。冷静さが大切。通訳者があたふたしないように。突然目の前の患者が倒れたら近くのスタッフに声をかけ

て対応してもらうこと。救急対応に追われるスタッフと立ち位置を見極めながら通訳に徹すること。何事も経験である。

もちろんそんな緊迫した場面ばかりではない。日常的な受診においても例えば、おそらく医師はこういう質問をするだろうという予想がついていると有効的である。たとえはずれたとしても準備し過ぎることはない。

それでは通訳を長く続けるための話をしよう。

5-2. 医療通訳とその他の通訳

医療通訳と聞くと多くの方は責任が重い、というイメージを持つ。命にかかわることだから間違えるとたいへん、専門用語が怖い、というわけである。

言語を学ぶには時間がかかる。日々の地道な努力の末に習得した言語ですらいつまでたっても「知らない単語」がなくならない。いつ「知らない単語」が飛び出すかと思うとなかなか自信が持てない。

それでも目の前の患者には堂々とあるべきだ。自信をつけるには場数を踏む、経験を積む、しかない。いくら机の上で通訳の勉強をしても現場で通用するかどうかは別である。思い切って引き受けた通訳は自信を持ってやる。失敗は誰にでもある。間違いや自信のないところはスタッフに報告してほしい。報告が終わったらスッキリと終わらせること。反省しても後悔はしない。

腰は低くプライド高く、逆はあってはならない。現場では謙虚な態度で、しかし通訳者はとても貴重な存在だ。それなりのプライドを持って行動してほしいと思う。

医療通訳がその他の通訳と違うところは、患者に会った瞬間からともすればその対象者の生活、家族、悩み、全てを聞いてしまうところだ。個人

情報の雪崩に巻き込まれる。もちろん病気の種類にもよるが少なからず生活の基盤と病気は深く関わってくるものだ。患者にとって病院で出会った通訳者ほど心強いものはない。なんでも聞いてほしい、いろんなことでサポートしてほしい、患者も、通訳者にどこまで求めていいのかわからず、通訳者もだんだん線引きがあやしくなってくる。線引きが難しいのは通訳者だけではない。医療現場で働いていると、そこまで医師がするの？、これって看護師の仕事かしら？、そんなイレギュラーな事例はいくらでもある。そして、それらは患者それぞれによってケースバイケース、どんな仕事にもあるように医療においても例外ではない。

医療はチームで行うもの、ひとりでかかえこまない、よく耳にする言葉ではある。では具体的にどうすればいいのだろう。

5-3. 信頼関係とボランティア

通訳者と患者の間には信頼関係が必要である。

信頼されていないと「本当に医師はそんなことを言っているのだろうか」と終わりなき疑問を持たれ、少なからず医療の妨げになる。

看護師を疑い、薬や注射に疑問を持つ最悪のパターンに発展しかねない。

かといって信頼されると通訳場面を終えてもどんどんいろんなことを頼まれる。どこで一線をひくのか、これが肝だ。

コーディネーター、あるいは契約者から個人的な連絡先は教えないようにというルールがある。そう言ってほしい、私はそう説明して通訳者を守っているつもりだ。そうしないと制度が守れないからである。

ボランティア通訳となると、その一線をどこにひくかは個人の自由だ。

やりたいからやる、それがボランティア精神の基本だとすれば。

その一線を口に出さずとも態度で示すことができればそれにこしたことはない。患者側が、その一線を感じとってくれさえすれば問題はない。

たとえば診察が終わって会計を済ませる、処方箋が出る、薬局への同行、ここまでが医療通訳。その後、銀行や役所関係、ショッピングにまで通訳を頼まれたら？　お手軽に便利屋通訳で経験を積むも良し、初めから一線を守るも良し、ただ大事なことは自分がつぶれないようにどこで自己防衛するかである。

5-4. 話し上手聴き上手

　まず通訳者自信がコミュニケーション上手でなくてはならない。医療スタッフと通訳者の会話がスムーズであることが望ましいということはあきらかである。患者抜きでスタッフと通訳者だけが会話をすすめることはあってはならないのが原則であるが、患者にスタッフの意向なり説明なりを通訳する上で「つまりどういうことなのか」を確認するという作業はある。的確に迅速に、医療現場でなくても求められることだ。

　いわゆるお客様との営業トークでは無駄話で盛り上げて話しやすい雰囲気にして、リラックスすることで本題に、なんてことがあるかもしれない。医療現場でいうと、待合室で患者はやっと巡り合った言葉の通じる通訳者にいろんな話をする。やがてなんでも話しやすい雰囲気になって信頼関係を築く。一方スタッフと打ち解けていく時間はなかなかない。診察室に呼ばれたらすぐに一切の無駄のない核心部分の会話があるだけ。
　先生、もっと患者の方を見てください。
　先生、もっとゆっくり丁寧に説明してください。
　先生、イライラせずに質問をする余裕をください。
　ごもっとも、私も通訳者なので痛いほどわかる。
　一方、舞台裏はてんてこまいであることも痛いほど知っている。
　9時からの予約の患者が8時半から来て待っている。同じように予約な

しの患者も8時半から待っている。待合室はいっぱい。もう10時になるのにまだ9時台の予約の患者が終わらない。この状況で10時の予約の患者はちょっと早めに来たので10時過ぎには終わるだろうと思って待っている。患者によっては11時には仕事に戻る。

「まだですか？」「あと何分ぐらい？」「9時の予約なのにもうすぐ10時よ」「仕事に戻らなくては」「子どもを迎えに行かなくては」それぞれの事情がある。受付係はオロオロ、看護師はバタバタ、患者はイライラ。

毎日の診察はこのような状況の中で進められていく。これを一気に解消できる魔法があれば。そんな魔法があればまず医療に使うだろう。それでは現実に目を向けて通訳者としてできることだけを考えよう。

できるだけ限られた時間の中で無駄なく診察を受けるようにサポートしたい。言葉の通じる人でも「聞きもらし」「理解困難」さまざまなことは生じる。ただ、家に帰った後で電話での問い合わせが可能なことは多い。言葉が通じないとその手が使えない。だからこそ、通訳者がいる今この場で、この時間を有効活用したいのだ。

では、どんなことに気を配ればいいのだろう。待合室で受診の打ち合わせをする。個人的に話したくないことは話さなくてもいいけど、限られた時間を無駄のないようにするために、後で聞いとけば良かった、ということのないように、という承認のもとに。初診の場合は問診票の記入という通訳者にとっては大仕事がある。これで概ねのことは聞ける。診察室で医師に聞きたいこと、薬や治療のこと。その他に生活に関することもあるだろう。食事の注意、運動に関する制限、行動の制限。

具体的なよくある質問で、診察終了後に「あ、言うの忘れてた」というパターンは多い。

・一時帰国するんだけど（薬は機内持ち込み可？）
・他の病院にも行ってます（薬は重なってない？）
・子どもの学校の先生から書類を渡されたけど、どこに出すの？（書類にはいろんな種類がある）

診断書、紹介状は無料ではない。待ち時間の間に必要書類がわかればあらかじめ会計で確認しておくといい。

5-5. 現場では

　通訳において「何もたさない、何もひかない、何もかえない」が原則。そしてその通りにできれば苦労はない。たさないと理解が得られない。ひかないと時間がおいつかないところに通訳者の苦労がある。そしてこの合言葉の中身は幾重にも折り重なった何かがありそうだ。ひとことで言うと簡単、そして厳しい。けれど実は何をたすべきではないのか、何をひくべきではないのかが問題だ。

　要するに自分の意見や想像、噂レベルの情報は「たさない」、そして医療現場における情報は「ひかない」、ということである。そして通訳者を最も悩ませるのが「かえない」。一見守れそうだが、複雑な状況の中、内容を大きく変えたつもりはないけれど加工していることはある。たとえば板ばさみになっていると感じる状態。患者が強い口調で医師にクレーム、その言い方と言葉とそのまま伝えてしまうとこの場の空気がとても厳しくなって患者にとってもマイナスになるのでは、と気がかりな通訳者はつい柔らかい言い回しと言葉に「かえて」なんとかその場を取り繕うような通訳をしてしまう。逆にそれは通訳者がやるべきことではないと割り切って、そのままの言葉を伝え、どんなに気まずい空気になろうともそれは患者と医師との問題、通訳者としての役割を遂行したとしよう。それでもかなりのストレスと戦わなくてはならないことになる。こんな問題こそ、経験を積み上げていくしかない。何より医療スタッフが求める通訳者は経験豊富な慣れた通訳者なのだから。

　検査しましょうという医師、嫌だという患者、板ばさみになる通訳者、問題はどこにあるのだろう。医師にとって頼れる通訳者とは、迅速に言い

たいことを正確に伝えてくれる通訳者、つまり何を言いたいのかを伝えてくれる通訳者。

　患者を説得するのは誰だろう。仮に通訳者が説得するように言われたとする。「今、医師は私に説得するように言いました」と訳すのが正しい通訳だ。手話通訳の場合はこれができる。声に出しながら手を動かすので、医師にも患者にも同時に伝える内容がわかる。

　それではここで現場での事例を紹介しよう。現場の連携がうまく働いた例である。

　診察終了後に患者は、「実は医療費の負担が大きくて今後の治療費が心配だ。来週の予約の際のCT検査っていくらかかるのだろう？」というようなことを通訳者にうちあけた。通訳者はコーディネーターにそのことを報告して、コーディネーターは会計に問い合わせた。かかる費用を算出して通訳者に回答、通訳者は患者に通訳した。その結果、次回の検査にかかる費用について安心された。これらはスタッフに直接聞くことができる患者ならすぐに解決される問題だ。

　ところが日本語が使えない、そして日本の医療制度がよくわからない患者にとっては壁がある。不安なまま医療を受け入れるか不安があるので受け入れないのか。患者からの相談あってのことだが、通訳者がいてこそ安心が得られるのだ。

5-6. 個人情報

　個人情報についてはとても厳しい。患者本人に関する情報を家族やお世話している人に聞くのも本人の承諾が要る。日本では個人情報の取り扱いには厳重に神経を使う。そのことを説明すると、「どうしてそんなことを言う？　誰にでも聞けばいいでしょ」と言う患者もいる。お国柄なのか、

ある通訳者からは文化の違いだと聞いた。

　患者自身がどうであれ、我々通訳者は守秘義務があり、これは厳守しなければならない。「口が堅い人」でなければ務まらないということだ。

　待ち時間での無駄話、家庭の問題や職場でのトラブル、医療とは関係ないことだろうか。それが原因でストレスになり病状を悪化させているかもしれない。場合によっては受診科が変わる可能性もある。いずれにしても迷ったり悩んだりした時には医療スタッフに伝えることだ。その際に「通訳者と患者の信頼関係が崩れるおそれがあるので、患者には言わないでほしい」ということも付け加えておくとスッキリする。

　情報提供が終われば後はスタッフ側にゆだねる。

　一人を支援するためには複数の支援者が関わるものだ。支援のためには大切な情報は共有されることもあるということだ。医療通訳の場面は生活から切り取られたほんの一部分にすぎない。退院後、受診後、帰宅されてからも生活は続く。全てを知る必要もない。全てを知らなければ医療が進まないというものでもない。

　医療上必要な情報かそうでない情報なのか、我々通訳者が判断するものではない。知りえた情報の取り扱いには十分注意が必要である。持ち帰らない、ということだ。必ず医療現場に置いて帰ってほしい。持ち帰りさえしなければ現場を離れた場所にばらまく心配も、通訳者が自分のものにすることもない。

5-7. テクニック

　通院慣れした患者にとっては、初めて会う通訳者に一から説明するのは面倒かもしれない。患者の方で診察の要領、パターンは心得ている。それはそれでたいへん結構なことだ。それでも他に困っていることはないですか？　と聞いておくことは重要である。

たとえば皮膚科受診の時に頭痛の訴えがあったとする。ここは皮膚科なので頭痛のことは言ってもしょうがないという判断は、通訳者がせずに伝えること。
　なにか情報を得ることはできるかもしれない。聞かなかったら可能性はゼロだ。
　皮膚科で頭痛の訴え
　産婦人科で風邪ぐすり
　耳鼻科で湿布薬
　内科でかゆみ止
　患者の訴えはできるだけ引き出してみること。

　言葉を伝えるという翻訳技術に力をそそぎすぎて、何が大切なのかを見落としてはならない。単語数、翻訳技術で苦労するよりも医療をスムーズに進めるためにはどういうことが優先されるのかを考えよう。
　たとえば、「ひりひり」と「ぴりぴり」、「しくしく」と「ずきずき」、擬音やオノマトペに関して言えば通訳困難な表現はたくさんあるはずだ。
　その国の言葉特有の表現もあるだろう。
　そんな言語の翻訳に苦労して時間をさくよりは、翻訳しにくい言語表現であるということよりも、まず医師に診てもらう。その上で他の質問形式で診察の目的を探る、といったことに頭を回転させるほうが重要なのだということだ。「ひりひり」と「ぴりぴり」で処方される薬が変わるのかどうか、ということだ。
　医師としてはその微妙な表現は案外どうでもいいことかもしれない。いらぬ苦労はせぬことだ。そんなことより他にエネルギーをまわそう。

5-8. ステップアップ

　自分の限界を知った上で、できない通訳は断る。それは大事なことだ。では、どうやってその限界を高く引き上げていくのか。
　むちゃはいけないが、初めの第一歩を踏み出す度胸は必要。どんなベテランにも必ずデビュー戦はある。金メダル選手、人間国宝の職人、神の手と言われる外科医、みんな初めは初心者。あたりまえのことだ。
　患者は「私、初めてなんですよね」なんて言われると不安でたまったもんじゃない。人間知らない方が幸せなこともある。もしあなたが医療通訳者としてデビュー前なら、初めての時、対象者に不安を与えるようなことは言わないことだ。胸を張ってやったこともないことに「いつもどおり」と呪文をかけて自分を落ち着かせるのだ。病院に入ってしまえばもうスタッフも患者もあなたが頼り。わかることをわかるように伝えるだけである。
　ここで課題にしなくてはならないのは、医療通訳者をどう育てるか、実習の場である。新米大工がたった一人で家を建てることや、新米の外科医がたった一人で執刀することはない。ならば、ベテランの通訳者について現場を経験する実習の場も必要なわけだ。
　これに必要なのは患者とスタッフの同意と理解である。病院にはたくさんの実習生がいる。ドクターやナースもそうだ。同じように通訳者の実習生も受け入れるべきだと考えなければならない。

5-9. 通訳活動を続けるために

　まず、通訳者は自分自身の健康管理をしっかりすることである。
　少々風邪気味でも任せられた仕事はやり遂げます、とばかりに咳こみな

がら来られても体力の落ちた患者にうつる心配がある。どうかその持ち前の気合と根性は別の場面でご披露なさることをお勧めする。きっと違う形で実を結ぶことだろう。

日頃の健康管理にいくら気を配っていても、急に通訳に出向くことができなくなる、という可能性もゼロではない。そんな時は速やかにスタッフに連絡をして電話通訳が使えないか、代わりの通訳者の手配はできないか、相談してほしい。

メンタル面での健康のことも考えよう。

通訳者は多くのことを求められすぎだと思うことはないだろうか。常に正確さが求められ、現場ではせかされる。忙しい医師に気を遣い、そんな空気にはおかまいなしに喋りまくる患者。

その上に重くのしかかる責任、文化の橋渡し役、求められる立場と社会性、真っ向から受け止めるとつぶされてしまう。うまく力を逃がしつつこなしていく力も重要だ。逃げるとか責任転換というと、とてもずるいように聞こえる。

しかしそうではない。誰が考えるべき問題かということを整理していけば良いのだ。

5-10. 切り替えスイッチ

気分転換できる趣味を持つことは、大切というよりは必要である。

趣味は登山。とてもいいことだ。ただし通訳の帰りにリュックと登山靴で颯爽と来られても困る。手荷物はできるだけコンパクトに。ウォーキングスタイルぐらいなら大歓迎だ。

スポーツ観戦もいいだろう。その勝敗の行方に夢中になれば頭の中は一旦リセット。ただし、応援しているチームが負けたからといって不機嫌な

まま通訳に行かない方がいい。あくまで引きずらないことだ。

　音楽もいい気分転換になる。楽器の演奏も楽しいものだ。かといって院内に持ち込むのはご遠慮願いたい。ご披露の場は別の機会に。

　今まで多くの時間を語学という勉強にあててきたので趣味が見つからない、という人のために私の個人的な趣味のお勧めをいくつかあげてみよう。

音楽・・・聞いたこともないような激しいロックも聴いてみよう。案外スッキリするかも。

　　　　楽器ならウクレレやオカリナ、打楽器も面白い。

　　　　大声で歌うことはとてもストレス解消になる。評価は気にしないこと。

本・・・・小説もいいが、たまには図書館で手当たりしだいに図鑑や写真集に没頭してみよう。とても珍しい植物や動物の生態に心が躍ることもある。

料理・・・材料をそろえて分量を量り……飽き飽きしている人は食べ歩きの方がいいかもしれない。他人が作ったものに厳しい評価を下しながら好きなものだけ食べるもよし。

サイクリング・・・歩くよりは遠くへ行けるし、ドライブよりはリーズナブル、飛行機よりは身軽だ。

映画鑑賞・・・少なくとも約2時間は現実逃避に集中できそうだ。

まとめ

　文化の違いやいろんなことでネイティブの通訳者から「私の国の方がお世話になって感謝します」「同じ国の人間としてお恥ずかしい」「私の国の患者が迷惑をかけて申し訳ない」という話をよく聞く。感謝していただく分には嬉しく思うが、通訳者がなにも患者の態度で「うちの子がすみません」と親心を持つ必要はない。大丈夫、言葉の通じる人にもいろんな人が

いる。外国人だけが特別で、外国人だけが通じないわけではないということだ。

このようにいろんな気も使いながら我々は通訳活動を続けている。どんな仕事にもあるようにストレスはたまる。たまには愚痴が言い合えるコミュニティが欲しいところだ。

そして少しでも気分がスッキリできたら、また大切なものを取り戻してほしい。そしてハートのこもった通訳活動を続けて行こうではないか。

第2部

各 論

6. 精神科

四谷ゆいクリニック

阿部　裕

6-1. 精神科通訳の特異性

　精神科における通訳は、他の身体科と違って、かなり特異な面を持っている。第1に、通訳者は身体科の医師以上に、医師と患者のつなぎ役として両者から信頼関係を得る必要がある。身体科では、患者の話した内容を言葉で医師に伝え、医師の説明した内容を言葉で患者に伝えるが、精神科の場合は、患者の話した「こころ」の内容を言葉にして医師に伝え、医師の話した「こころ」の説明を患者に伝えなければならない。そういう意味では、精神科通訳は、ある程度患者や医師の内面に踏み込む必要があるので、患者や医師との信頼関係づくりにより時間がかかる。

　第2に、患者の家族について、理解していなければならない。患者が何人家族で、どのような人がいるのか、家族が勤めているのかいないのか、学校へ通っている子供がいるのかいないのかなど、家族関係についてかなり知らないとこころを通訳することは難しい。

　第3に、患者の母国の社会文化的背景を理解しているとともに、患者が現在住んでいる地域の事情を理解していなければならない。患者が地域の人々とどのような付き合いをし、どういう生活をしているのかを知ることなしに患者のこころを通訳することは困難である。

　第4に、マイノリティや社会的弱者である患者の擁護という立場からすると、一般的に医療通訳で言われる中立性を正確に遵守する必要はなく、

より患者側にシフトした通訳であって構わない。ある程度患者の内面を共有しないと、患者の精神障害へと至る過程を患者側から医師に知らせることは不可能である。

　第5に、患者が医師に伝えたい苦悩は、現在の生活状況、家族状況、夫婦関係、職場での状況、学校での状況、人間関係の状況であり、これが患者の生きてきた生活史や現病歴（病気に至るまでの過程）とつながっている。またそれに伴った症状を、必ずしも医学用語を用いて通訳する必要はなく、日常用語で説明可能な場合がほとんどである。

6-2. 精神科と類似した用語

　精神科と類似した科として、心療内科、神経内科、神経科があり、最近ではメンタルクリニック科という呼び名もある。メンタルクリニック科という名称は、大学病院や総合病院で用いられているが、精神科という呼び名では受診するのに敷居が高いために作られたものであり、内実は精神科と全く同じである。

　精神科がこころの病気全般を扱うのは周知のとおりであるが、クリニックの看板などには、心療内科と、精神科が併記されているのをよく見かける。心療内科が先に記されているのは、精神障害者の受診の敷居を下げるためであり、普通は精神科医が診療を行っている。

　心療内科は、もともと内科の一部門であり、身体の病気を心身両面から診る科である。心身症を中心に診るが、神経症や軽症のうつ病も扱う。心身症は、心理・社会的要因が大きく関与する身体の病気である。精神科領域で扱う心身症の代表的な疾患は、過敏性腸症候群、過換気症候群、偏頭痛、円形脱毛症、更年期障害などである。

　神経内科は、脳および脊髄疾患、すなわち脳梗塞、脳出血、脳炎、脳腫瘍、パーキンソン病、ALS（筋萎縮性側索硬化症）などを診る。認知症

は、神経内科でも精神科でも診る。神経科は、神経内科を指す場合と精神科を指す場合がある。以前は神経内科と精神科は同じ科に属していたこともあり、精神科を精神神経科と呼ぶところもある。

6-3. 精神科の病名について

精神科領域の病名は、身体科と違い検査などによって客観的指標が得られないため、複雑であり、さらに異なる3つの診断方式があるために、精神科医によって症状は同じであっても、病名が異なり、臨床現場ではかなり混乱している。昔から使われているものが従来診断、主に研究用に用いられるアメリカ精神医学会が作っている診断基準がDSM、WHO（世界保健機構）が定めている国際疾病分類がICDである。学生の教育に用いられるものはICD-10（国際疾病分類10版）に決められているので、ここでは原則的にICDに従って説明を行う。

1）従来診断

世界的な診断基準が作られる前に使われていた診断だが、使い勝手がいいために今でも用いられることがある。たとえば精神病、躁状態、抑うつ状態、神経症などである。

精神障害は、大別すると、精神病と神経症の2つになる。精神病は古来から狂気と呼ばれていたもので、考えや行動が了解不能である異常な精神状態を指している。精神病は、統合失調症（精神分裂病）と躁うつ病に分かれる。抑うつ状態はうつ病の軽症例に多く用いられる。

一方、神経症はこころの悩みによって引き起こされた精神や身体の持続的で特異な状態を指しているが、どうしてそのような状態になったのかは了解可能であると考えられている。何らかの葛藤や欲求不満が不安を引き

起こし、不安を取り除こうとするが、それに失敗し、神経症といわれる状態になる。たとえば、不安神経症、強迫神経症、恐怖症、心気神経症、離人神経症、ヒステリー神経症などである。

2) DSM-Ⅳ-TR、DSM-5（アメリカ精神医学会の診断基準）

2000年からDSM-Ⅳ-TRの操作的診断基準が使われていたが、2013年にはDSM-5（第5版）出たため、最近では第5版が用いられ始めている。ICDにかなり類似しているが、臨床の現場で、ICDになくよく使われるのは、境界性パーソナリティ障害である。ICD-10の情緒不安定性パーソナリティ障害と同義である。第5版になって大きく変わった点は、気分障害という診断名がなくなり、双極性障害と抑うつ性障害の2つになったこと、発達障害の中のアスペルガー症候群がなくなり、自閉症とともに自閉スペクトラム症になったことである。スペクトラムとは連続という意味であり、自閉傾向の強いものから弱いものまでを含めて自閉スペクトラム症にしている。

3) ICD-10（国際疾病分類10版）

ICD-10では表のように分類されているが、ここでは、医療現場でよく使用する用語を取り上げその説明をする。F0からF99まで分かれているが、特に重要なのは、F1の薬物依存、F2の統合失調症、F3の気分障害、F4の神経症性障害、F6のパーソナリティ障害、F8の発達障害である。

ICD-10（国際疾病分類第 10 版）

F0	症状性を含む器質性精神障害（認知症など）
F1	精神作用物質使用による精神・行動の障害（アルコール、麻薬など）
F2	統合失調症、統合失調型障害、妄想性障害
F3	気分障害（躁うつ病、うつ病など）
F4	神経症性障害、ストレス関連障害、身体表現性障害
F5	生理的障害と身体的要因に関連した症候群（摂食障害など）
F6	成人のパーソナリティと行動の障害
F7	精神遅滞（知的障害）
F8	心理的発達の障害（自閉症、アスペルガー症候群など）
F9	小児期と青年期に通常発症する行動と情緒の障害（注意欠如多動障害など）
F99	特定不能の精神障害

6-4. 精神障害の診断分類

1）統合失調症

　精神障害の中で中核を占める重要な病気である。「思春期から成人期にかけて発病し、特徴的な思考の障害、自我の障害、およびそれに伴う行動の異常を示し、多くは慢性に経過し、自発性の減退や引きこもりが起こり、社会的生活に困難を来す」と言われている。発病の原因は明らかになっていないが、遺伝的要因と環境的要因の両者が関係していると考えられている。出現頻度は 120 人に 1 人で、大部分は 10 代後半から 30 代前半に発病し、男女差はない。

　よくみられる症状は、連合弛緩（話の文脈がつながらず何を言っているのか理解できない）、意思の疎通が図れない、幻覚（誰もいないのに自分の悪口が聞こえる）、妄想（誰かが自分にいつも意地悪をする）、興奮（急に暴れる）や昏迷（全く喋らなくなる）、異常な行動、自閉（自分の殻に閉じこもる）、意欲の減退（一日中家でごろごろしている）、独語（ひとり

ごと)、空笑（一人でくすくす笑っている）などがある。

　上記のいくつかの症状が見られる場合には統合失調症という診断をつける。症状、病気の経過、予後から、3つのタイプに分けられる。1つは破瓜（はか）型で、症状はあまり目立たず、意欲が低下し、感情の起伏もなくなり、家でごろごろして、将来的によくならないタイプである。2つ目は、緊張型で、興奮と昏迷を繰り返すが将来的には比較的よくなるタイプである。3つ目は、妄想型で、妄想が発展し、長期にわたり持続するタイプであるが、将来的には日常生活は自分で送れるくらいに回復する。

　治療は、心理療法も用いるが、基本は薬物療法である。抗精神病薬、最近では非定型抗精神病薬（副作用が少なく、意欲減退にも効く）を継続的に数年、場合によっては10数年にわたって飲み続けなければならない。ある程度よくなったら、デイケアや就労支援センターなどに通い、社会参加や職場復帰を目指す。大切なことは、早期に発見し、できるだけ早く治療を始めることだが、自分自身は病気と思わないことが多いため、周りの人のサポートが必要である。

2）気分障害

　以前は躁うつ病と呼ばれており、気分の変化を自分自身でコントロールできない病気であり、気分が高揚すると躁状態、気分が抑制されるとうつ状態（うつ病）になり、躁とうつを繰り返す。最近は双極性障害と呼ぶ。気分障害は10代後半から20代に発症することが多いが、うつ病相だけを示すうつ病は若年者から高齢者まで見られる。発病の原因は、遺伝要因と環境要因が関係しているが、はっきりとは分かっていない。また、真面目、几帳面、完璧主義、自分より他人に気を使い、他人を優先するという性格の持ち主が、うつ病になりやすいと言われている。

　うつ病の症状は、気分が落ち込み、頭の回転が悪くなり、物事に対する意欲や興味を失い、食欲もなくなり不眠が起きてくる。また自分を責めた

り、無力感が出現し、症状が悪化すると自殺したいという気持ちが強くなるので注意が必要である。一方、躁状態はその逆で、意欲に満ち溢れ、頭の回転は速くなり、爽快さを感じ、何でもできる気になってしまう。うつ病になるきっかけは、昇進、退職、事故、出産、体の病気、結婚、離婚、引越し、近親者の死など、さまざまであるが、必ずしも悪いことばかりとは限らない。

治療は双極性障害なら、気分安定薬、うつ病なら抗うつ薬による薬物療法が一般的であるが、認知行動療法も有効とされている。うつ病が持続する期間は3～6ヶ月程度、場合によってはかなり遷延するが、社会復帰するにはリワークプログラムなどのリハビリテーションが必要なことが多い。うつ病では、原則、励ましは禁止である。

うつ病は「こころの風邪」と言われ一見簡単に治りやすい印象を与えているが、決してそんな簡単な病気ではない。誰でもちょっとしたことがきっかけで、憂うつになるということはあるが、それとは本質的に異なる。一般的な憂うつは、自分自身の力で立ち直っていくことができる。しかし本格的なうつ病（内因性うつ病）は、専門家によるきちんとした治療を受けなければならない。比較的早く症状が改善されたとしても、常に再発という危険性を抱えているので、自分の判断で治療をやめないことが重要である。

また最近は、「新型うつ病」という言葉が用いられるが、これはマスコミ用語である。これまでのうつ病と違って、仕事以外の時間、例えば土曜、日曜日はうつ症状が消え、遊んだり楽しんだりできる。症状も多罰的であり、性格も自己中心的な人に多く見られる。一見わがままのように見えるが、仕事中はうつ症状が見られるので、比較的軽度なうつ病と考えられている。

双極性障害はうつ病に比べ、より治療的に困難な病気である。躁とうつを繰り返し、躁状態の時は、必ずしも爽快なわけではなく、イライラや怒り、自分勝手な行動が出現するので、対応に苦慮する。またうつ症状が強

い時には、自殺したい気持ちが強まる。薬物療法で気分の波をコントロールできていたとしても、再発の危険性を常に伴っている。

3）神経症性障害

従来から神経症と呼ばれていた。神経症は、およそ、不安神経症、恐怖症、強迫神経症、離人神経症、心気神経症、ヒステリー性神経症（身体表現性障害）に分けられていた。しかし最近では神経症という用語を使わない傾向にあるので、ここではICD-10に従った病名で説明する。この項目では不安神経症、恐怖症、強迫神経症の3つを扱う。

①不安障害

この中には、従来、恐怖症と呼ばれてきた恐怖性不安障害がある。大勢の人がいる場所や雑踏であるとか、電車、バス、飛行機の中などに行くと、極度の恐れを覚え圧倒されてしまい、気が狂いそうな感覚に襲われ、そうした状況に身を置くことを避ける。

②社交恐怖症（対人恐怖）

以前は対人恐怖症と呼ばれていた。人前で赤面することを過度に心配する赤面恐怖、周りの人の視線を過度に気にする視線恐怖、人前で一緒に食事をすることを恐れる会食恐怖、自分から嫌な臭いを発していて他人を不快にさせていると恐れる自己臭恐怖などがあり、思春期、青年期によく見られる。

③パニック障害

突然、激しい苦悶感とともに動悸、胸痛、窒息感、嘔気、めまい、発汗、震えなどの全身症状が生じ、今にも死んでしまうのではないかという激しい恐怖を覚え、感情のコントロールを失い、混乱してどうしていいか

わからなくなる。こうした発作はパニック発作と呼ばれ、通常は4, 5分で治まるが、長引くと、救急車で病院へ運ばれることになる。パニック発作が反復するとまた起こるのではないかという予期不安が生じる。

④強迫性障害

一般的にも、鍵を閉めたか、ガス栓を閉めたか、電気を消したかと心配し、確認しないと気がすまない人がいるが、その確認によって、日常生活に影響が出ることがなければ強迫性障害とは呼ばない。自分ではばからしいと思っていながら、ある考えが繰り返し頭の中に浮かぶのを強迫観念、それを打ち消すために繰り返し行為を行うのを強迫行為と呼ぶ。たとえば、手を何十回も洗わないと気がすまない不潔恐怖症を洗浄強迫と呼ぶ。

思春期から青年期にかけて発症することが多く、完璧主義や細部へこだわるような性格の人に多く見られる。この観念や行為のために、学業に支障を来したり、仕事に差支えが出るような状態、すなわち日常生活を普通に送ることが困難になった場合に強迫性障害と呼ぶ。

⑤神経症性障害の治療と経過

薬物療法は抗不安薬（精神安定剤）を使う。パニック障害や強迫性障害には抗うつ薬であるSSRI（選択的セロトニン再取り込み阻害薬）を使用する。薬物療法とともに、心理療法も行う。認知行動療法、精神分析的精神療法など、症状に応じて、適した心理療法を選択する。薬物によってよくなる人、心理療法の効果がある人などさまざまだが、治療を行えば回復する。

4) ストレス関連障害

①外傷後ストレス障害 (PTSD)

日本では、阪神淡路大震災後に注目されるようになり、続いて、サリン

事件、航空機事故、列車脱線事故、9.11多発テロ事件、東日本大震災でも、PTSDが問題になり、最近では、早期にこころのケアに入ることが一般的になってきている。

　PTSDとは自然災害、戦争、大規模な事故、レイプ、虐待など生命に危険の及ぶような脅威的な体験に遭遇した後に起こる遅延した反応で、外傷後、数週間から数ヶ月にわたる潜伏期間を経て発症し、症状が1ヶ月以上続く。主な症状は、外傷の再体験によるフラッシュバック、外界から刺激を受けても避けたり無反応になってしまうこと、覚醒が高まり集中困難、イライラ、不眠がおこることである。経過はよくなったり悪くなったりするが、大多数は回復する。

②適応障害

　死別や分離体験、移住や亡命などストレスの大きい生活上の変化あるいは持続的な変化が見られるときに、抑うつ気分、不安、心配などが出現し、現実の中で対処できなくなり、日常生活に支障をきたす状態をいう。発症は生活に変化が生じてから1ヶ月以内に生じ、通常6ヶ月以上持続することはほとんどない。

5) 身体表現性障害

①身体化障害

　さまざまな身体症状が反復して起こり、症状は変化するが、身体疾患は見つからない。症状としては消化器症状（嘔気、嘔吐、下痢、腹痛）、皮膚感覚症状（掻痒感、しびれ感、痛覚の脱失）、泌尿器・生殖器症状（月経不順、排尿時痛）が見られ、成人期の女性に多い。

②心気障害

　体のささいな不調をきっかけとして、重大な病気にかかっているのでは

ないかと心配し、医学的な診察や検査を受けるが、特に身体的病気は見つからない。それでも、自分では「癌の兆候だ」というように重大な病気があると思い込み、医学的精査を執拗に要求し、長期にわたり同じような身体症状を訴える。自分の病気を見つけようと、ドクターショッピングする場合が多く見られる。

　両者とも、神経症性障害と同様、薬物療法と心理療法を併用することが多いが、症状が長期にわたって続く場合がある。

6）解離性（転換性）障害

①転換性障害
　解決困難なストレスにさらされたときに、知覚・運動系の麻痺や亢進という身体症状が見られるが、その症状を説明しうる身体疾患は見つからない。心理的ストレスが体に置き換えられて生じた症状であるため、転換性障害と呼ぶ。手足の麻痺、嚥下困難、失声（声を出すことができない）、けいれん発作、失神、手足の感覚の消失、精神盲（目が見えない）、難聴などさまざまな身体症状が引き起こされる。

②解離性障害
　耐えがたい強い情動で不快な体験に引き続いて起こり、記憶や意思を失った状態である。この症状は、本人の意思によるものではなく、無意識に行われるもので、症状を現わすことによって、現実との直面を避け、苦悩から逃れることができる。

　ある一定期間の記憶の喪失を解離性健忘といい、それが患者の過去の一部であれば部分生活史健忘、過去の生活史すべてにわたる場合は全生活史健忘と呼ばれる。全生活史健忘においては、自分の名前、住所、電話番号、両親、家族、友人など、またこれまで、いつ、どこで生活してきたのかを全く思い出すことができない。

数日間、家庭や職場から失踪するが、その期間のことを全く覚えていない状態を解離性遁走という。2つ以上の人格が、別々の記憶、感情、行動を持ってひとりの人間の中に交代に出現し、自分自身の言動や行動をコントロールするのが解離性同一性障害（多重人格）である。各々の人格が、全く別の人格として、個人史、自己像、同一性を持っているかのように振る舞うことが多い。

③離人性障害

生き生きとした感情が感じられない、歩いているが手足を動かしている感じがしない、美しい風景を見てもなにも感じられないというように、自分や外界が疎遠に感じられる状態で、現実感を喪失した状態ということができる。

強いストレスや内的葛藤を持つため、基本的には心理療法の対象であるが、抗不安薬も補助的に用いる。認知行動療法や精神分析的精神療法を行うことが多い。

7) 摂食障害

食行動の異常を主症状とし、体重や体型に強いこだわりを示し、それによって気分や自己評価が著しく変動する病気である。食べることを拒否する神経性無食欲症と過食を主とする神経性大食症に分けられる。思春期から青年期の女性に多く見られ、最近では神経性大食症が急増している。

①神経性無食欲症

太ることへの恐怖ややせ願望があり、過酷で、非現実的なダイエットのために15％以上の体重減少が生じ、自ら嘔吐したり下剤を乱用することも多々ある。無月経がおこり、女性として成熟することや性的なことに対する嫌悪、過活動も見られる。10％くらいの確率で死に至ることもあるの

で、痩せすぎには注意が必要である。

②神経性大食症

　短時間に過食を繰り返すが、過食後は、自責の念、自己嫌悪、自らの食行動をコントロールできない無力感を感じ、慢性的なうつ状態を示す。やせ願望は強く、嘔吐や下剤の乱用を繰り返し、うつ状態が強まると死にたい気持ちが強くなり、自傷行為に至ることもある。嘔吐や下剤乱用で、電解質異常（低ナトリウム血症）のためにけいれん発作が起こることもあるので注意が必要である。

③摂食障害の治療

　摂食障害に対しては、認知行動療法、精神分析的精神療法、集団精神療法などさまざまな心理療法が試みられている。過食については抗うつ薬SSRIが効くこともある。痩せ過ぎで生命に危険が及ぶような場合は、身体的に介入し、強制的に栄養を体に入れる治療をすることもある。

8）パーソナリティ障害

　妄想性パーソナリティ障害、非社会性パーソナリティ障害、演技性パーソナリティ障害、回避性パーソナリティなど、8つの障害パーソナリティ障害があるが、中でも重要なのは、情緒不安定性パーソナリティ障害であり、一般的には境界性パーソナリティ障害と呼ばれている。感情、行動、対人関係、自己イメージなど、広範囲にわたる不安定さを特徴とする。

　症状の特徴は、第1に、激しく上下に揺れ動く不安定な感情を持ち、他人に対し依存と攻撃を繰り返す。第2に、慢性的な空虚感や孤独感を持ち、その気持ちに耐えられなくなると、自傷行為、過食、大量飲酒などに及ぶ。第3に、見捨てられることに対する強い不安感があり、見捨てられそうになると、予測できない行動をとったり自殺をほのめかし相手を繋ぎ

止めようとする。第4に、手首を切る、アルコールや薬物の乱用、大量服薬など、自己破壊的な衝動行為に走ることが多く見られる。

　表面的には華やかで魅力的な側面を持つが、対人関係で程よい距離が取れないために、うまい人間関係を結ぶことが難しい。治療的にも、治療者との間に信頼関係を作るまでにかなりの時間を要し、患者治療者関係が成立しても、安定したパーソナリティに至るには長時間を要する。

9）薬物依存、アルコール依存

①薬物依存

　薬物依存とは、ある薬物を反復摂取しているうちに、それが有害であることが解ってもその物質の使用をやめることができない状態である。薬物のもたらす快感のため、あるいは中断した時の不快感のために、その薬物を持続的あるいは周期的に使用しないといられない精神状態を精神依存、薬物を摂取している状態で生体の平衡を保っており、中断や急激な減量で離脱症状の現れる場合は身体依存と呼ばれる。モルヒネ、コカイン、マリファナ、LSD、覚せい剤などがあり、離脱症状として、無気力感、幻聴、幻視、被害妄想などが見られる。

②アルコール依存

　慢性的なアルコールの摂取により、健康な日常生活を送れなくなった状態である。飲酒の自己コントロールは不能になり、情緒不安定、イライラ、急激な怒り、判断力や記憶力の低下が見られる。またアルコール依存が進むとアルコール精神病になることがあり、そうなると、嫉妬妄想や幻視が現れたりする。薬物依存やアルコール依存の治療は3ヶ月間入院し、既定のプログラムを終了して退院するが、再発も多く見られる。

10）発達障害、注意欠如多動性障害

①広汎性発達障害

　コミュニケーションの障害、相互の社会関係を持つことのできない障害、あることに対する情動的、反復的で特別なこだわりと活動を示す3つの障害からなっている。小児自閉症は、3歳以前に現れる発達障害で、言語の発達の遅れがあり、他人に興味や関心を示さず、興味や関心の対象が限定されていて、自分の思い通りにならないと激しく興奮しパニック状態となる。

　アスペルガー症候群は、知能や言語の発達の遅れはないので、学童期や思春期に気づかれることも多い。集団行動や相互のコミュニケーションが苦手で、共感性の障害や対人関係の稚拙さがあるため、社会に適応しにくい。こうした発達障害の特性は成人しても続く。

②注意欠如多動性障害

　不注意、多動、衝動性の3つの症状を持つ障害で、脳のなんらかの機能障害と考えられている。幼児期から、周囲に気を取られやすく注意の持続が困難で、遊びや勉強に集中することができない。普段から落ち着きがなく、じっとしていられず動き回ることが多く、せっかちで順番を待つこともできない。また思い通りにならないとかんしゃくを起こしたり、乱暴したりする。

　経過は3つのタイプに分かれる。1つ目は、小学校の中ごろからまとまり始め、落ち着きが出てきて、思春期までには症状は消退する。2つ目は、思春期までに多動は消失するが、不注意と衝動性は残る。3つ目は、3つのすべての症状が成人になっても残ってしまうタイプである。

③大人の発達障害や多動性障害

　最近では、大人のアスペルガー症候群や注意欠如多動性障害が増加して

いる。前者は、対人関係が不得手なために、規律を重んじ、チームプレイが必要な会社での適応には困難が生じる。後者は、片付けができない、仕事でミスをするなど、やはり社会適応がよくない。

6-5. 日本の精神医療の現状

　精神科での医療通訳では、日本の精神医療の現状を知っていることは必須の条件である。現在は、宇都宮病院事件後の1987年に成立した精神保健法を一部改正し、1995年にできた精神保健福祉法、池田小学校事件をきっかけとして2003年にできた医療観察法、2012年にできた障害者総合支援法に基づいて精神医療が行われている。

①精神保健指定医
　精神保健指定医は、精神保健福祉法に定められていて、精神科臨床を3年以上実践し、5年以上の臨床経験を持つ医師が講習を受けた上で、レポートを提出し合格するとなれる。指定医は、医療保護入院や措置入院の判断、患者の隔離や身体拘束などの行動制限をすることができる。精神科病院の精神科医はほとんどが精神保健指定医である。

②入院形態について
　精神保健福祉法では、任意入院、医療保護入院、措置入院など5つの入院形態が定められている。任意入院は、本人の同意による入院で、本人の申し出により退院することができる。医療保護入院は、精神保健指定医による診察の結果、精神障害であり、医療、保護のために入院の必要があると認められるが、本人の同意が得られない場合に、「家族等」の同意か民法上の扶養義務者の同意がある場合に入院させることがでる。
　措置入院には、措置入院と緊急措置入院がある。措置入院とは、都道府

県知事が、申請、通報または届け出のあったものについて必要であれば、精神保健指定医に診察を受けさせ、2名以上の精神保健指定医が診察の結果、精神障害であり、自傷他害の恐れがあると判断した場合に、国または都道府県の設置した精神科病院または指定病院に入院させることができる入院形態である。緊急措置入院とは、措置入院に該当する状態の精神障害者について、急速、かつ措置入院の手続きを取ることができない場合、精神保健指定医1名の診察の結果、措置入院の要件を満たしたときには、72時間を限度として本人の同意がなくても、入院させることができる入院形態である。

③医療観察法

　心神喪失または心神耗弱の状態（精神障害のために善悪の区別がつかないなど、刑事責任を問えない状態）で重大な他害行為（殺人、放火、強盗、強姦、強制わいせつ、傷害）を行った人に対して、適切な医療を提供し、社会復帰を促進することを目的とした制度である。この法律ができるまでは、心神喪失または心神耗弱の精神障害者の入退院は、精神保健指定医が決めていたが、この法律ができたことによって入退院に司法の判断が加わり、精神障害者も専門病棟でケアされるようになった。

④自立支援医療（精神通院医療）

　2005年に成立した障害者自立支援法が改正され、2012年に障害者総合支援法ができ、その中に自立支援医療（精神通院医療）がある。自立支援医療とは、統合失調症や躁うつ病などの精神障害者が精神医療機関で医療を受ける場合、公費医療保険の3割負担が1割以下の負担に軽減される。1ヶ月の負担額の上限は世帯の所得に応じて定められている。

　自立支援医療を受けるためには、公的医療保険を取得しているという条件はあるが、難民申請中の外国人に限っては、公的医療保険を持っていなくても、原則、自立支援医療を利用できるので、自己負担は1割になる。

この制度を利用するには、医師の診断書や申請書、健康保険証、所得を証明できる書類を持って、市区町村の担当窓口へ申請しなければならない。都道府県での審査があるため、自立支援証書の取得には2ヶ月くらいかかるが、申請日の日付印が押してある書類を持っていれば、その日から自立支援医療は利用できる。有効期間は1年間で、1年ごとの継続申請であるが、医師の診断書は2年に1度必要になる。精神障害者手帳と同時に申請することもでき、その場合は自立支援医療の診断書は必要ない。

参考文献

1) 融・中根・小見山（訳）『ICD-10 精神および行動の障害』医学書院、1993
2) 太田保之・上野武治（編）『学生のための精神医学：第3版』医歯薬出版、2014
3) 高橋三郎・大野裕監（訳）『DSM-5 精神疾患の診断・統計マニュアル』医学書院、2014

「説得」

　ある病院から「言葉のできない外国人がいるんですが、通訳をお願いできますか」と依頼されました。通常の診察は、日本語と英語で可能なのだけれど、どうしても通じないところがあって母語で通訳をして欲しいとの要望です。なんとなく不思議な感じがしたのですが、通訳をはじめてみると、違和感は的中しました。
　異なる言語を母語とする恋人同士によくあるのですが、恋がうまくいっているときは、母語が違っても意思疎通が驚くほどできているのに、ギクシャクするようになると急に話が通じなくなる。それをお互いの言葉のせいにして、通訳を入れれば話が通じるようになると勘違いしてしまうケースです。
　案の定、病院は患者に転院を促し、本人はそれに同意しないというケースでした。お互いに相手の言葉は理解できています。ですので、これは言語の問題ではなく、お互いの主張の問題です。こういうとき、通訳は本当に困ります。お互いが通訳を使えば、自分の主張が通る、解決すると強く信じているからです。しかし、通訳者は調停委員でも仲介者でもありません。通訳をしても話が最初からかみ合っていないので、お互いが強い主張を繰り返すのをただ訳すだけで、最後にはどちらも自分の意見が通らないのは、下手な通訳のせいだと思い込んでしまう始末です。
　医療者側にユーザートレーニングが必要だという理由のひとつに、治療方針などに意見の違いがある場合、これが言語の問題で通訳をいれれば意思疎通ができるのか、それともその人の考え方や文化の問題なのかを、しっかり見極めて通訳を使うべきかどうかを判断してほしいというのがあります。
　日本における通訳資源は未だ多くありません。医療者側もできるだけ通訳なしでの意思疎通の努力をしていただいて、本当に必要なところでトレーニングされた医療通訳者を使ってもらうというのが理想なのです。

〈村松紀子〉

7. 感染症（結核・HIV）

淀川キリスト教病院 呼吸器内科

吉松　由貴

7-1. 医療通訳者として外国人の感染症診療に携わるにあたって

　感染症は微生物にかかることで発症する病気を言う。いわゆる風邪から、ニュースでも話題になる重篤な疾患に至るまで、幅広い病態が含まれる。中でも単独の病原体による感染症の死因のうち、第一位がHIV（ヒト免疫不全ウイルス）、第二位が結核菌である。どちらも予防や治療が可能であるにもかかわらず蔓延するのは、正しい知識が十分に理解されていないことが大きく影響している。とくに外国人患者では情報の共有が難しく、医療通訳の役割は大きい。入院や通院を要する期間も長期に及ぶため、治療意欲を維持するためにも良いコミュニケーションが欠かせない。結核やHIVの診療に携わるに当たり、医療通訳の皆さんに理解していただきたい概念に触れておく。

1) 感染と発病の違い

　菌やウイルスなどの微生物に「感染する」ことは、その微生物が人体のある部分に付着することを意味する。しかし微生物が皮膚や気管に触れただけでは症状は出ないことが多い。手洗いや咳で体外へ出ていくこともあれば、体内に残ったとしても無症状のこともある。免疫能（抵抗力）が弱ったときに、微生物の力が免疫能に打ち勝ち、炎症を起こすことがあ

る。この時点で熱や咳などの自覚症状が出るが、これを「発病」と言うことが多い。気を付けなければならないのは、感染をしているが発病はしていない時期でも、他者に感染する可能性はあるということである。

2) 治療アドヒアランス

　結核やHIVは、症状が乏しくても、他者へ感染を広めないように、また後々に病状が悪化しないように、治療をしなければならない。しかし薬を飲んだからすぐに効果が実感できるわけではない上に、飲み忘れてもすぐに困ることはない。仕事や生活の中で毎日欠かさず飲むことは意外に難しく、また金銭面の問題から治療を中断する患者も少なくない。治療が長期に及ぶため、患者自身が治療の必要性や中断することのデメリットをきちんと理解した上で治療に主体的に取り組む姿勢（＝アドヒアランス）を、医療者が支援していく。

3) 耐性化という現象

　結核菌やHIVには、何種類もの良い治療薬がある。しかし治療を処方通り続けなければ、薬が効かなくなる（＝耐性化）。すると、治療で抑えられていた感染症も悪化して、治療が仕切り直しになる。薬が効かなくなった病原体（耐性菌、耐性ウイルス）が他者へと広まれば、現存の薬では治療できない患者が増える。耐性化が起こらないように、正しく内服を続けることが大切である。また地域によって耐性化の状況も異なるため、患者の出身地や感染経路を把握することも、治療において重要である。

4) 予防の考えかた

　感染症診療に携わる中で、まずは自分自身が感染しないようにすること

は、自身の健康においても、また他者への感染拡大を防ぐためにも基本である。各々の疾患によって、適切な予防法をあらかじめ知っておくことが望ましい。一方で、過剰な予防策は患者の差別につながりかねないことも、医療者として肝に銘じておく必要がある。医療者の一員として、正しい知識をもとに適切な行動をとることを心得たい。

5) 多職種チーム

医療現場では常にそうだが、とくに結核やHIVでは、多職種チームによる連携が欠かせない。病院での受付から始まり、看護師の問診、各科医師の診察や病状説明、検査技師による検査の段取り、薬剤師による投薬の説明はもちろんのこと、ソーシャルワーカーによる社会制度の情報提供や、場合によってはリハビリ療法士やカウンセラーが介入することもある。また院外でも保健師、職場や学校の職員、ケアマネージャー、介護士など多様な専門職の強力なチームワークのもとで感染症診療は成り立っている。医療通訳はこのように多方面において、患者と医療者チームの要となる責任と誇りを忘れない。

7-2. 結核

1) 結核の現状

結核は過去の病と思われがちだが、今日も世界的に大きな健康被害をもたらしている。2012年には世界で約860万人が新たに結核に感染し、約130万人が結核に関連して死亡し、現在もマラリアに並ぶ世界最大の感染症である。南アフリカ、東南アジア、インド、ロシアなどの高蔓延地域や開発途上国からの患者の診療においてはとくに注意する。一方、日本も人

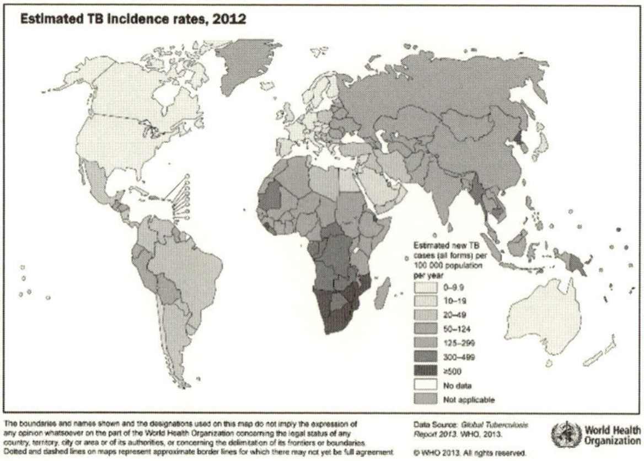

●図1：2012年に新たに結核に感染した患者の分布（WHO）
http://gamapserver.who.int/mapLibrary/Files/Maps/Global_TBincidence_2012.png

口10万人当たり約18人の罹患者がいる中蔓延国である。20世紀前半には国民の過半数が感染したが、生活水準の改善や医療政策により新たな罹患者や死亡者は減少してきている。

2）結核の感染と発病

・結核菌に感染する

結核は、一般的に想像する唾液を通じた飛沫感染とは違い、感染様式や発病に至る経緯が特殊である。肺結核の患者が咳をすると、飛び散る飛沫（しぶき）の中に結核菌が入っていることがある。しぶきの水分はすぐに乾き、残った結核菌が空気中を浮遊する。これを別の人が吸い込み、菌が肺に到達すると、感染する。これを飛沫核感染または空気感染と呼ぶ。空気感染によって肺やリンパ節に初感染巣ができるが、発病せずに気づかれていないことがほとんどである（不顕性感染）。

・結核を発病する

　結核菌に感染した人のうち、ごく一部の人はそのまま結核を発病する（一次結核）。小児や若年者では一次結核が多いが、ほとんどの感染者は発病せず、結核菌は肺やリンパ節で眠っている。感染者の一部は免疫力が低下したときに発病する（二次結核）。二次結核は高齢者に多く、肺以外の臓器での発症もみられる。発病のきっかけには加齢、睡眠不足や栄養不足など不規則な生活習慣、HIV感染、糖尿病、肝硬変、腎不全、血液透析、ステロイドや免疫抑制剤、抗がん剤の使用などが挙げられる。

3）結核の症状

・肺結核

　結核は発症に至るまでゆっくりと進行する病気で、はっきりとした症状が出にくい。最も多い症状は咳で、次いで痰、発熱、食欲低下や体重減少、倦怠感、血痰、胸痛、発汗などがある。症状が徐々に起こるため問診でも患者からは言わないことも多く、結核を疑う症状がないかを細かくピンポイントで聞いていく必要がある。

・肺以外の結核

　結核は肺の病気という印象が根強いが、全身のどこにでも起こりうる。例えば胸膜炎、髄膜炎、脊椎炎、皮膚炎などである。胸膜炎では胸痛や呼吸困難、髄膜炎では頭痛や意識障害、嘔吐、脊椎炎では背部痛やしびれがみられるように、結核がどこで発症しているかによって症状や経過が異なる。

4）結核の検査

　結核は特徴的な症状がなく、風邪や肺炎として経過をみているうちに病

態が悪化し、家族や職場で感染が次々と広がっていることが少なくない。そこで咳や熱が続くときや、結核を発病するリスクの高い人は、結核を疑って検査をすることが大切である。下記のような検査が状況によって行われる。

・胸部レントゲン
　咳や痰、微熱などの症状が続く場合にまず行う検査である。結核だけでなく他の疾患がないか見るためにも重要になる。肺結核であればレントゲンで肺に影が見えることが多いが、淡い影はレントゲンで見つけられないこともある。

・胸部CT
　体の断層写真を撮る検査で、レントゲンより被曝量が多く、費用も高いが、レントゲンでは見えない影も確認でき、病巣の性質が細かく確認できる。小さな病巣を発見したり、その病巣が「結核らしいかどうか」をみるのに役立つ。リンパ節や胸水、胸膜も確認することができる。

・喀痰検査
　画像検査で結核の可能性がある病巣があっても、診断を確定するには、実際に菌を同定したい。診断の確定に加えて、その菌に対してどの薬が有効か（薬剤感受性）を調べるためにも痰の検査を行う。一回では陽性率が低いため、3日間連続して行い、次のような項目を見る。
　・抗酸菌塗抹検査：痰を染色して顕微鏡でみるため、結果をすぐに得られるが、菌の量が多くないと見えないほか、非結核性抗酸菌症と区別がつかない。
　・PCR（核酸増幅法）：抗酸菌のうち、結核菌か非結核菌かを同定することができる。
　・培養：痰を培地に載せて菌を発育させ、3週間後、6週間後に確認す

る。微量の菌も検出できるが、時間がかかるのが問題点である。
・薬剤感受性検査：結核菌であると分かったのちに、それぞれの治療薬の有効性を調べる。中には抗結核薬が効きにくい菌もあり、長期に渡る結核治療において、敵（結核菌）の弱みを知り尽くしておくことは肝要である。

・胃液検査

　痰をうまく出せない患者や、肺結核が疑わしいのに喀痰検査が陰性の患者では、胃液検査を行う。人間は寝ている間に無意識に痰を飲み込んでいるため、早朝の胃の中には痰が貯まっている。起きてから絶飲食の状態で鼻からチューブを挿入して胃液を採取して、これを喀痰検査と同じく、塗抹、PCR、培養検査に提出する。

・気管支鏡検査

　痰や胃液では診断がつかない場合も、病巣の部分で直接検査を行えば菌を採取できる確率が格段に高くなる。気管支鏡検査では直径5〜10mmのカメラを喉や鼻から気管支へ挿入し、病巣部分の気管支を洗浄（気管支肺胞洗浄）や擦過するなどして、痰や胃液と同様に検査に提出する。また、肺の一部を採取することもある（経気管支肺生検）。

・血液検査

　体外で行えて、かつBCGの影響を受けない検査として血液検査が広く使われるようになってきている。クォンティフェロンやT-SPOTと呼ばれる検査で、結果が判明するまでに一週間程度かかる。過去に結核に感染した患者でも陽性になる点や、感染後に陽性になるまで4週間程度要する点、高齢者では結核を発病していても陰性のことがあることなどに留意し、あくまでも診断材料の一つとして用いる。

・ツベルクリン反応検査（ツ反）
　ツベルクリン液を皮内に注射すると、結核菌の感染者やBCGワクチン接種者は注射部位でアレルギー反応が起こり、発赤や硬結が起こる。これを48時間後に確認し、10mm以上なら陽性となる。しかし日本人はBCGを接種しているため陽性率が高く、さらにツ反を繰り返すことで（感染を起こしていなくても）反応が次第に強くなる現象（ブースター現象）もあることから、判定ははっきりしないことも多い。学校や職場の検診として用いられてきたが、近年では代わりに血液検査が行われることも増えてきている。

・胸水検査
　胸水が貯まっていて、結核性胸膜炎が疑われる場合に、針で穿刺して胸水を採取して検査に提出する。しかし結核性胸膜炎であったとしても胸水検査で結核菌を同定できることは少なく、胸水中の白血球の種類や数、ADA値などを参考に総合的に判断することとなる。

・胸膜生検
　胸膜炎の原因が胸水検査ではわからないとき、胸腔鏡下胸膜生検術を行うことがある。胸水検査より結核菌の検出率が高い。しかし血管や神経、肺を傷つけるなど合併症も起こりうるため、検査の必要性や行うことの危険性と利点、行わなかった場合の不利益を患者・家族がよく理解したうえで決断する必要がある。抗凝固薬（血液をさらさらにする薬）を服用している場合は、事前に薬を中止する必要がある。

・その他
　結核性髄膜炎では髄液検査、結核性関節炎では関節穿刺など、病巣の部位に応じた検査が行われる。また治療開始に当たり、他の合併症がないかどうかの検査が行われることもある。

6）結核に関する法律や社会制度

結核の治療は「感染症の予防及び感染症の患者に対する医療に関する法律」（感染症法）で定められており、医療費の補助が得られるという観点からも、この法律に順守する必要がある。

・発生届

結核患者が新たに診断された場合、直ちに最寄りの保健所に届け出をする。これにより保健所では家族や知人など周囲の結核患者を早期発見し、受診させる。

・入院

結核の蔓延を防止するため、結核患者で喀痰塗抹検査が陽性であるときや、結核蔓延防止のために必要と判断されたときには、患者は結核専門施設に入院することとなる。

・公費負担制度

結核患者の診療にかかる費用の95％は公費で負担される。外国人患者では国籍や加入保険により受けられる制度が異なるため、保険の有無と種類を事前に確認する。

7）結核の治療

結核は複数の薬を組み合わせて半年以上かけて治療する。不適切な治療では耐性菌が発生するため、きちんと治療を続けられるよう工夫が必要になる。治療初期は菌量が多いため、多剤併用で強い抗菌効果を狙う。4剤併用療法を2ヶ月間したのち、2剤併用療法を4ヶ月間行う、計6ヶ月間、または3剤併用療法の場合は計9ヶ月間の治療法が標準的である。アレル

ギーや合併症などで基本薬が使えない場合はそれに応じて、治療期間を延長する。症状が重い場合や、治療の効果が出にくいとき、糖尿病やじん肺など結核の治療経過に影響を及ぼす合併症がある場合、ステロイドや免疫抑制剤を長期間使用している場合も治療期間がさらに延長される。

　具体的な抗結核薬は次のようなものがある。実際に選択された薬の副作用を患者や家族にあらかじめよく説明し、これらが現れた場合は早めに受診するよう指導する。副作用があるからといって自己判断で薬を中止することは耐性菌の発生につながるため、注意喚起が必要である。

・ピラジナミド（**PZA**）

　抗菌力が強く、結核治療の主役である。多剤併用療法のうち、最初の2ヶ月間に使用する。肝障害や高尿酸血症の副作用があるため、PZAを使用中は少なくとも2週間に1回（開始直後などは1週間に1回）の採血が必要である。肝障害が悪化した場合や、黄疸や食欲不振、吐き気、倦怠感などの症状を伴う場合は中止する。

・イソニアジド（**INH**）

　副作用が最も少なく、結核発症予防にも使われる。主な副作用は末梢神経障害（しびれ）と肝障害である。神経障害は一度起こると治りにくいため、予防としてビタミンB6を併用することが多い。

・リファンピシン（**RFP**）

　尿や便、汗などの体液が赤くなるため患者は驚くが、これ自体は心配する必要はない。副作用として肝障害、胃腸障害、アレルギー反応、白血球減少、血小板減少がある。

・ストレプトマイシン（**SM**）

　聴神経障害を起こすと、平衡感覚障害（めまい、歩行障害）や聴力障害

（高音が聞こえにくい）が出現する。これら神経障害は一度起こると治りにくいため、気づいた時点ですぐに中止する。

・エタンブトール（EB）
　視神経障害を起こし、視力低下や視野欠損の原因になり、服用を続けると失明を起こすこともある。EB 使用中は定期的に視力検査を行う。

8）結核患者への指導

・内服の順守
　抗結核薬は決められた用法・用量を一定期間継続しなければならない。飲み忘れや自己中断があると、薬剤耐性の結核菌が発生して難治性になり、また薬剤耐性結核が蔓延する原因にもなる。処方通り服用する重要性を患者自身にしっかり納得してもらう必要がある。

・DOTS（直接服薬確認療法、Direct Observed Treatment, Short-course）
　結核患者を減らすために WHO で作られた、服薬を直接確認する戦略である。「薬を飲み忘れることは当然ありうる」という認識のもとで、飲み忘れを減らせるようなサポート体制が整えられている。日本では喀痰塗抹陽性患者はほとんど入院治療を受けているため、院内 DOTS が実施される。外来 DOTS では、喀痰塗抹陽性例に加えて、治療中断のリスクが高い患者などでは毎日通院をさせる、あるいは看護師または保健師が訪問または電話確認などで服薬を確かめている。国内では例えば大阪府堺市では外国人結核患者も安定した治療を行えるよう、外国人患者に DOTS を行うためのテキスト作りや通訳の同行が手配された。

・隔離

喀痰塗抹検査が陽性にも関わらずやむを得ず外来治療とする場合などはとくに、周囲の感染対策を徹底する。患者本人はサージカルマスク（通常のマスク）を着用し、乳幼児や免疫能の低下した患者との接触は避ける、通院以外の外出は避ける、などである。

・多剤耐性結核

INH、RFPの両方が効かない結核を多剤耐性結核と呼び、これに加えて他の薬にも耐性のものを超多剤耐性結核と呼ぶ。不適切な治療や自己中断が原因として発生し、とくに外国人患者では自国で多剤耐性結核に感染して日本で発病するというケースが少なくない。また国内では以前に不適切な治療がなされた患者やその家族、医療・介護職での罹患が目立つ。多剤耐性結核は治療薬や治療期間を強化するが、治療が難しく予後も不良である。

9) 結核の予防

結核の蔓延を防ぐため、感染症法では結核患者の入退院の基準を定めている。またそれ以外にもさまざまな予防策がとられている。

・結核患者の入院

感染症法では、結核患者のうち喀痰塗抹陽性の患者や、喀痰PCR、培養、胃液検査陽性の患者などで入院基準を定めている。感染拡大を防ぐため、当てはまるときは直ちに強制的に入院させ、他患者からは隔離する。

・結核患者の退院

結核患者の退院は感染症法や厚労省が定めているが、症状が改善して喀痰塗抹が陰性になれば、なるべく早く退院を考慮する。ただし退院後も治

> **N95 マスクの付け方**
> 1. 鼻と顎を確実に覆うように装着する。
> 2. 上下2本のゴムバンドでしっかり固定する。
> 3. 両手の指で鼻あてが鼻に密着するように軽く押す。
> 4. 両手でマスクを覆って呼吸し、空気漏れがないかをチェックする。密着のよい位置にマスクを合わせる。
> ※初めて装着する際は医療機関のスタッフに付け方を教えてもらおう。

療が継続できることと、他者への感染防止が可能であることを確認する。

・院内での予防

　病院では結核患者と接触する機会が多く、集団感染が起こりかねない。感染性結核の疑いがある患者と接触するときはN95マスクを装着する。N95マスクはフィルターとしての効率が95％保障されている正しい装着方法でなければ性能を発揮しないため、つける度に密着性をチェックする。初めて装着する際は必ず、医療機関のスタッフに付け方を教わり、密着性を確認してもらおう。なお、患者はN95マスクではなく、サージカルマスク（医療機関に常備している通常のマスク）を装着する。

7-3. HIV

1) HIVとは

　HIV（human immunodeficiency virus、ヒト免疫不全ウイルス）とは、AIDS（acquired immunodeficiency syndrome、後天性免疫不全症候群）の原因となるウイルスである。HIVに感染直後（急性期）に発熱や頭痛などの症状が出ることがあるが、自然に改善するため、診断に至らないこと

が多い。その後、特に症状のない期間（無症候期）が続くが、この間も免疫力は徐々に低下する。HIV に感染して数年から十数年が経ち、免疫力がある程度低下すると、健常者は発症しないような感染症（日和見感染症）や腫瘍を合併するようになる。なかでも厚労省が定めた「AIDS 指標疾患」を発症するようになると、この状態を AIDS と呼ぶ。

HIV に感染すると「HIV 感染症」の状態であるが、病気が進行するまでは「AIDS」ではないため、言葉の使い分けには注意したい。AIDS 患者の多くは HIV そのものではなく、HIV 感染症によって免疫力が低下して日和見感染症を発症することで死亡している。

2) HIV の現状

世界では 3,300 万人の HIV 患者が生存しており、年間 260 万人が新たに感染し、180 万人が死亡すると言われている（UNAIDS、2010 年）。日本では感染者は比較的少ないが、先進国の中でも感染者が増加し続けているのは珍しい。とくに日本国籍の感染者の報告が年々増えている。

近年は俗にいう「いきなりエイズ」で表されるような、HIV に感染しているとわかったときにすでに AIDS を発症している患者が増えており、新規 HIV 感染者の 3 割を占める。この背景には知識の浸透が不十分であることから、適切な検査が行われていないことがある。このような予後の悪い患者を減らすためにも、早期発見、早期介入が大切である。

3) HIV に感染する

HIV 感染症は、感染者の血液や精液、膣分泌液に含まれるウイルスが粘膜や傷口から体内に入ることで感染する。次のような感染経路が挙げられる。感染拡大を防止するためにも、患者の感染経路を正確に把握するための詳細な問診は重要である。

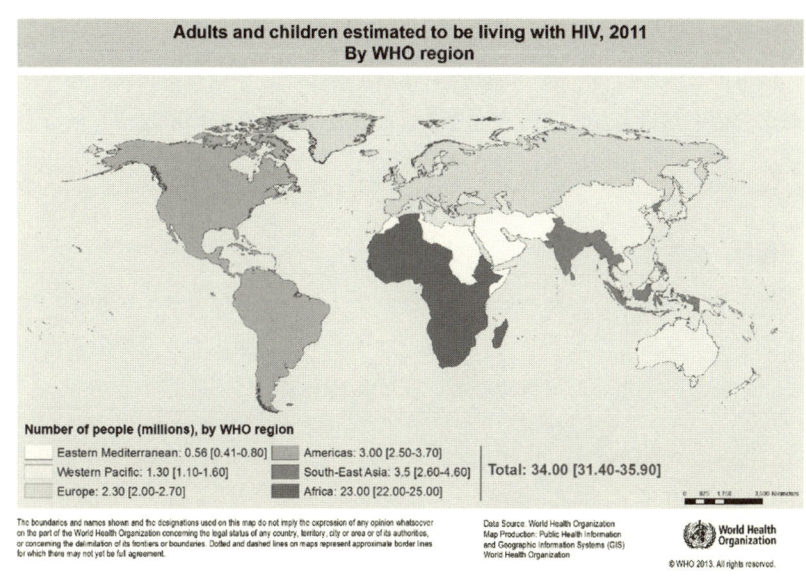

●図2：HIV感染者の分布 2011年（WHO）
http://gamapserver.who.int/mapLibrary/Files/Maps/HIV_all_2011.png

・性行為感染

　粘膜を通した精液や血液のやり取りがあるため、感染が起こりやすい。とくに肛門性交では粘膜を損傷しやすいため、男性同性愛者で多い。

・母子感染

　HIV感染症の母親が出産する際、分娩時の出血などから児に2割程度の確率で感染が起こる。しかし経腟分娩ではなく帝王切開をすることと、抗HIV薬による治療、母乳ではなく人工乳を選択することで感染率は0.5％以下まで抑えることができる。

・静脈注射薬

　HIV感染全体の0.5％と少ないが、麻薬などの静脈注射薬を回し打ちも感染経路であり、使用について問診する。

・医療行為感染

医療行為における針刺し事故や、血液が眼にかかるなどの暴露でわずかながら感染が報告されている。こうした事故が起こらない環境づくりを心掛け、起こった際は早急に対処する。

・輸血、臓器移植

日本では赤十字社が献血された血液のウイルス検査を行っているが、感染後すぐに献血した場合など、検査ではウイルスを検出できない場合がある。手術などで用いる蛋白製剤や、臓器移植も同様である。

4) HIV / AIDS の症状、病歴

HIV 感染の急性期から無症候期、AIDS 発症期に至る経過の中でどの時期かによって、症状は大きく異なる。病歴を問う上では、一般的な診療よりも正確な答えを聞き出すことが難しいため、既往歴や性行為に関しては具体的に質問する。

・急性期（感染直後）

感染直後の患者の 50～90％で発熱、頭痛、咽頭痛、リンパ節腫大、関節痛・筋肉痛、皮疹、下痢、嘔吐などの症状が出ることがある。しかしこれといった特徴的な症状はなく風邪やインフルエンザと似ており、無治療でも自然に改善することから、この時点では気づかれないことが多い。

・無症候期

名前の通り症状がない時期だが、AIDS を発症していないこの時期にこそ診断することが AIDS 発症予防のためには重要である。例えば HIV 感染に関連して性感染症が多いことを念頭に、梅毒や B 型肝炎、アメーバ症、陰部ヘルペス、クラミジアなど性感染症の既往のある患者で HIV の

可能性を考える。また結核や帯状疱疹、口腔内カンジダ症、難治性の皮膚炎などはこの時期から発症し繰り返すこともある。

・AIDS 発症期

日和見感染症を合併すると、さまざまな症状が出る。以下に、厚労省が定めた 23 の AIDS 指標疾患を示す。なおこれらは発症年齢や発症様式も定められているが、ここでは列記するのみとする。

AIDS 指標疾患
A. 真菌症
　カンジダ症、クリプトコッカス症、コクシジオイデス症、
　ヒストプラズマ症、ニューモシスチス肺炎
B. 原虫症
　トキソプラズマ脳症、クリプトスポリジウム症、イソスポラ症
C. 細菌感染症
　化膿性細菌感染症、サルモネラ菌血症、活動性結核、非結核性抗酸菌症
D. ウイルス感染症
　サイトメガロウイルス感染症、単純ヘルペス感染症、
　進行性多巣性白質脳症
E. 腫瘍
　カポジ肉腫、原発性脳リンパ腫、非ホジキンリンパ腫、浸潤性子宮頸部癌
F. その他
　反復性肺炎、リンパ節間質性肺炎、HIV 脳症、HIV 消耗症候群

5）HIV / AIDS の検査

ほかの疾患と同じように、HIV 感染症を疑ったときには、まず初めにスクリーニング検査（見落としがないように感度が高い検査）を行い、陽性の場合は追加検査を行う。HIV は感染してすぐに検査を受けても陽性になるわけではない。感染してから検査が陽性になるまでの期間を window period と呼び、2〜8 週間と、検査によって異なる。一度の検査結果で安

易に判断せず、再検査や追加検査を行い、慎重な判断を要する。検査を受ける時期は、感染リスクのある行為（性行為や輸血など）の3ヶ月後がふさわしいとされる。

・HIV抗原抗体検査
　HIV抗原（ウイルス自体に存在する物質）と抗体（ウイルスが体内に入ることで作られる体内の物質）の両方を検査することで、よりHIVの発見が早くなる。

・迅速検査
　救急医療や針刺し事故など結果を急ぐ状況での検査に用いられるが、偽陽性（実際には陰性だが陽性と出てしまうこと）も多い。

・CD4数（CD4陽性リンパ球数）
　HIV感染症ではCD4数が低下するほど、日和見感染症を発症しやすくなる。免疫低下の指標として、また治療の効果を判定するために、血液検査でCD4数を定期的に調べる。おおむね700〜1,500／μLが正常範囲だが、個人差が大きく、季節や時間帯、体調によっても変動がある。CD4数が350〜500程度になると治療開始が望ましい。CD4数が200以下になるとニューモシスチス肺炎の予防を開始し、CD4数が100以下になるとAIDS発症のリスクはさらに高くなる。CD4数が50以下の患者では複数の日和見感染症を合併することも多い。

・HIV-RNA量
　血液中にあるHIVのウイルス量を表し、治療の効果を判定するために用いる血液検査である。

・眼科検査

　CD4 数が低くなるとサイトメガロウイルス感染症を発症しやすくなり、とくに網膜炎を起こすと視力低下や視野障害の後遺症が残る。症状がなくても眼科受診が勧められることがある。

・婦人科検診

　女性ではヒトパピローマウイルスの感染によって子宮頸がんの発生頻度が増えるため、婦人科検診を受けておくことが勧められる。

6）病状説明

　HIV 感染症は疾患自体の観点や、社会的な状況という点から、患者に与える精神的ダメージは大きい。追加検査や治療、予防策を適切に行っていくためにも、初めの説明はとくに重要である。少しのニュアンスの違いによって理解のされ方も変わってくるため、通訳者としても病名の告知の際のポイントをあらかじめよく理解しておきたい。

> **HIV / AIDS 患者にまず伝えること**
> 1. HIV 感染症の治療は大きく進歩しており、薬を飲むことで日常生活を続けられる
> 2. 専門病院での詳しい血液検査で、現在の病気の状況を知ることができる
> 3. まずは自分が病気の正しい知識を理解することが大切
> 4. まわりへ伝えることについては、主治医と相談してからでもよい
> 5. 専門病院では治療、費用、パートナーのことなど心配事の相談に乗ってくれる

（今村顕史著『知りたいことがここにある HIV 感染症診療マネジメント』（医療ジャーナル社）より改変）

　HIV 感染に関して家族に話すかどうかや、その時期については患者自身が決めることである。基本的に、医療者が患者の了承なく伝えてはならない。患者家族とも接する機会の多い医療通訳者としてこれは肝に銘じて

おく。ただしパートナーは、検査を受ける必要があるため、伝える必要があることを医療者から患者に伝える。

7）抗HIV療法

近年では複数の抗HIV薬を併用する抗HIV療法によってAIDS発症を遅らせ、予後の改善に期待できる。この多剤併用療法をHAART (highly active antiretroviral therapy)、ART (antiretroviral therapy)、cART (combination antiretroviral therapy) などと呼ぶ。治療効果は格段に改善しており、治療をきちんと継続すればウイルス量を測定できないほどに抑え込むことができ、免疫能の回復も期待できる。

・治療を始める時期

以前は治療薬の副作用が強かったため、免疫能が低下してから治療を開始することが一般的であった。現在では治療薬が改善しており、より早くから内服を始める方向へと変化してきている。日本ではCD4数350〜500程度で内服を開始するのが一般的である。

・抗HIV薬と副作用

抗HIV治療ガイドラインでは、2つのグループに分けられた約20種類の薬を組み合わせることで治療を行うよう定められている。これらは患者の状態や合併症、他の内服薬との相互作用、内服しやすさなどによって選択する。

副作用は薬によって異なるが、短期では発疹、下痢、吐き気がみられやすい。一部の抗HIV薬では発疹や吐き気は内服を続けていくうちに消えることがあるため、軽度なら継続することもある。長期間服用することで脂質異常症、腎障害、肝障害などが現れることがあり、定期的に状態を確認しながら治療していく。

・日和見感染症の予防薬

　CD4 数により、合併しやすい日和見感染症が異なる。患者の状態に応じて、ニューモシスチス肺炎や非結核性抗酸菌症の予防薬を併用する。

・日和見感染症の治療

　実際にニューモシスチス肺炎などの日和見感染症を発症した場合には、多くの場合は入院で点滴治療と厳重な経過観察が必要になる。複数の感染症を同時に合併していることもある。

8) HIV / AIDS の患者指導

・性行為

　HIV 感染者の血液や精液、膣分泌液が相手の膣、陰茎、直腸、咽頭部などから吸収されることで感染する。HIV 以外の性感染症を予防するためにも、コンドームの正しい使用が重要である。例え両者が HIV に感染しているとしても、片方は耐性ウイルスに感染している可能性もあり、どんな場合も予防は必要である。またどんな予防法も 100% ではないことも知っておかなければならない。

・長期合併症

　これまで HIV 感染者の予後を左右するのは日和見感染症が圧倒的に多かった。しかし AIDS の発症予防が改善してきた現在、より長期に渡る合併症が問題になってきている。HIV 感染症があることで、高血圧症や脂質異常症、糖尿病、慢性腎臓病、骨関連疾患などの生活習慣病がより起こりやすくなる。適切な食生活や運動、禁煙や節酒などでこれらを予防し、定期的に医療機関を受診し、必要時には薬物治療も行う。

9) HIV / AIDS に関する社会制度

　HIV感染症では治療費が高額になり、また収入も不安定になりがちである点からも、金銭を理由に治療を続けられない場合がある。一定基準を満たせば、免疫機能障害のため身体障碍者手帳を取得することができ、「自立支援医療」または「重度心身障碍者医療費助成制度」を利用して医療費を軽減することが可能になる。さらに、1ヶ月の医療費が一定額を超える場合には「高額療養費制度」で一部返金が期待できる。また入院に伴う休職時には「傷病手当金」を、65歳以上で介護が必要な場合は「介護保険法」を利用できることもあり、ソーシャルワーカーを交えて、利用できる社会制度を相談する機会を持てると良い。

＜参考文献＞
・WHO ホームページ
・四元秀毅・山岸文雄・永井英明『医療者のための肺結核の知識 第4版』医学書院
・今村顕史『知りたいことがここにある HIV 感染症診療マネジメント』医療ジャーナル社
・岩田健太郎『HIV/AIDS 患者のトラブルシューティングとプライマリケア』南山堂

「少しだけ通訳の需要」

　電話相談を受けている関係で、病院から切羽詰った声で電話がかかってくることがあります。
　この日も産婦人科を受診している人から「赤ちゃんが死にそう！」「赤ちゃんを助けて！」と電話がかかってきました。
　実は、こうした電話は少なくないのです。
　初めの頃は、動揺しながら通訳していましたが、最近ではきちんと医師の話を最後まで聞いてから通訳することに徹するようにしています。
　案の定、医師がインフォームドコンセントを懇切丁寧にすることによって、可能性や副作用などを実際の症状と勘違いして聞き取ってしまうケースでした。
　少し日本語がわかる人は、通訳なしで病院に行きます。
　医療通訳が一般的ではない日本では、それは仕方のないことでしょう。
　ただ、通常の妊娠や健康診断だと思って軽い気持ちで受診したのに、医師から重い病気の名前を聞くと気持ちが動転してしまうことは十分理解できます。
　このケースでも、「もしも子宮外妊娠だったら大変なことだから、おなかが痛くなったらすぐに救急車で病院に行ってくださいね」という説明だったのですが、ご本人たちは、「子宮外妊娠だから、急いで大きな病院に行ってください」と理解してしまいました。
　診察室は患者にとっては特殊な空間です。とても緊張しますし、もし悪い病気だったらどうしようとドキドキしながら診察を受けています。だから、日本語能力が高い人でも勘違いをしてしまうことがあるのです。医師はどうしてこんなに患者が驚いているのかが理解できなかったと思います。通訳に入り、この病気になるパーセンテージやどんなときにどこに連絡をするかということを理解して、やっと気持ちを落ち着けることができました。
　たとえばＣ型肝炎の検査結果を告げるときに「陰性である可能性が極めて高い」というような表現で伝えると、「陰性」とはっきり言ってくれないので、何か病気が隠れているのかと勘ぐってしまいます。言葉がすべてわかるならば、そうした言葉の裏に隠れたニュアンスを理解できるのですが、そこまで日本語になれていない場合、非常に難しいといえます。そんなときどうすればいいかと言うと、可能性をパーセンテージで表示してもらえば分かりやすくなると思います。1％なのか10％なのか90％なのかで随分違いますが、数字は具体的な理解の手助けになるのです。
　冒頭の患者さんは、もちろん油断は禁物ですが、きちんと理解をして安心して帰宅されました。医療通訳者にどこでもドアがあったら、こうした問題は簡単に解決するのですが。

〈村松紀子〉

8. 小児科

茨城県立こども病院　副院長

宮本　泰行

はじめに

　小児の診療では、患者と医療者との間に保護者が存在することが多く、患者からの直接の訴えではなく、保護者よりいろいろな情報を聞いてそれを医療者に伝えることになる。小児医療の特徴として、成人とは異なる医療（補助）制度が多数存在すること、予防接種、乳児健診などの保険外の診療が多いことがあげられる。小児が国内で医療機関を受診する際には、母子健康手帳（以下母子手帳）が重要な情報源となるが、日本語を併記した8カ国語（英語、ハングル語、中国語、タイ語、タガログ語、ポルトガル語、インドネシア語、スペイン語）の母子手帳が用意されており、産科、小児科でよく使用される事柄の指さし対話集も収載されていて、受診時に大変役立つ。市町村窓口にて無料で交付してもらうことが可能なので、居住する市町村の窓口に問い合わせて手に入れ活用すると良い。もし通訳者が関係する言語について興味があり、あらかじめ個人的に入手したい場合は、母子保健事業団のHP (http://www.mcfh.co.jp/) より申し込むこともできる。

　小児の呼び方は、新生児は生後28日未満まで、乳児は1歳未満、幼児は小学就学前まで、学童は就学児童を指す。小児科を標榜する医療機関が対象とする年齢は施設により異なるが、一般的には中学生までを診療対象としているところが多い。

8-1. 小児の医療制度

　どこの国でも医療には多くのお金がかかり、子育て世代は経済的に余裕のないことが多いため、経済的な理由で受診を控えることのないように医療制度、補助制度をよく知ることで金銭的な負担が軽減され、受診しやすくなる。

　国内で健康保険に入っている場合、かかった費用の個人負担は3割（未就学児は2割）であるが、保険に加入していれば、所得が一定以下という制限があるものの、医療福祉費支給制度により自己負担が極めて軽く済む制度がある。しかしこの制度も市町村により所得制限や対象年齢などが異なるため、最初は問い合わせと手続きが必要である。また疾患によっては、養育医療や育成医療、小児慢性特定疾患などの制度が該当する場合もあり、これらも手続きを行うことで自己負担が軽くなる。疾患に対してどのような制度が該当するかを受診者側が知ることはほとんど不可能で、初回受診時に病院の窓口やメディカルソーシャルワーカーなどに相談すると良い。私の居住する水戸市の例では、父及び母又は扶養義務者の所得が基準額以下の場合には、小児医療福祉費制度で、外来では医療機関ごとに1日600円、月2回まで、入院では医療機関ごとに1日300円、月3,000円までの負担で済む。対象となる年齢は、外来と入院で、また市町村により異なるが、多くは出生日から小学校6年生までが対象で、中学卒業までを対象とする市町村もある。

　外国籍でも市町村に居住し、健康保険に入っていれば多くの補助を受けることができ、少ない費用負担で受診することが可能である。依頼者に代わって問い合わせることも多いと思われ、覚えておくと便利である。

8-2. 病気で医療機関を受診する場合

　外来受診をする場合、多くの医療機関では医師の診察の前にあらかじめ経過や症状などを聞かれるか、問診票などへの記載を求められることが多い。そのため受診前に保護者などからそれまでの経過を聞いておくことで、受付や診察がスムーズに進む。また発熱、咳、鼻水、嘔吐、下痢など小児によく見られる症状についてはきちんと訳せることが重要で、そのような症状がいつからあるのか、どの程度の重症度なのかを伝えることが重要である。診察をした後には医療者側からなぜそのような症状が出たのか、病名や病態が説明され、薬が処方された場合は何の薬か、どのように服用するのかが説明されるが、専門用語のため理解できない場合は易しい言葉で説明してもらえば良い。その後次回来院の指示や、来院する必要がないなどの説明がなされる。外来からそのまま入院となる場合もあるが、その場合には病棟において再度説明があり、入院の案内や持参するものなどが説明される。入院期間中に医療者から説明を受ける場合には、日時が指定されることが多く、約束の時間に来院して保護者などと一緒に説明を受けて伝えることになる。

　外来でも入院でも基本的な診断方法、検査（血液検査、レントゲン撮影など）、処置（採血、注射、点滴）、治療（投薬、手術）についてはある程度、理解しておく必要がある。検査には血管に針を刺して採血して行う血液検査と、心電図や脳波、超音波検査などの非侵襲的な生理検査、超音波や放射線、磁気を使用した画像検査がある。

　検査のうち多くの外国人はレントゲン撮影による放射線の被ばくを極端に恐れる傾向にあり、医療者からの説明に加え、通訳者も治療上の必要性、メリットがリスクを上回ること、撮影による被ばくの影響は極めて少ないことを理解しておく必要がある。また、検査、手術などの説明では必要性、方法、危険性、合併症などが説明されるので省略せずに伝える。文

書での説明後、保護者の署名を求められるが、十分な説明と同意が前提であり、十分理解してから署名する。

8-3. 症状から見た病気

　健康な小児は活発に動いているのが普通であり、なんとなく元気がない、機嫌が悪い、食欲がないなどは病気の前兆や徴候であることが多い。ふだんから自分の子どもの様子を把握し、病気にかかったときの少しの変化をとらえることが大事である。

　小児に多い症状について簡単に記載するが、症状と関係する病気の詳細については本やインターネットで調べると便利で理解しやすいが、インターネット上の素人の見解には間違った情報も多くあり、注意を要する。

1) 発　熱

　小児に一番よく見られる全身症状であるが、2歳頃までは37.5℃未満は平熱と考えてよい。それ以上の熱があっても機嫌良く、元気に遊んでいれば急いで病院を受診する必要はないが、普段とちょっと違うといった感じを持った場合は受診を考えると良い。こどもの発熱の原因の多くはウイルスや細菌の感染症であるが、まれに川崎病などの重症の病気もある。医療機関では対症療法として解熱剤が処方されることが多い。

2) 咳、鼻水

　ほとんどは気道系のウイルス感染、マイコプラズマ、細菌などの感染で起こる。乳幼児ほど重症になる傾向があり、頻回に感染するが、年齢が進むにつれて免疫ができ、頻度も減る。顔色が悪かったり、呼吸困難を伴う

場合は入院になる場合もある。

咳、鼻水などの症状は生体の防御反応でもあるので治療は対症療法が主であり、細菌感染が疑われる、合併する可能性がある場合には抗生物質も使用される。

3）下痢・嘔吐

乳幼児ではロタウイルス、ノロウイルスなどのウイルスによることが多いが、細菌による場合もある。原因検索も重要であるが、頻回の下痢や嘔吐の場合、乳幼児は短時間で簡単に脱水になって重症化するので、早めの医療機関受診が薦められる。

4）腹　痛

小児はいろいろな原因で腹痛を訴えるが、年齢によって原因となる疾患が異なる特徴がある。乳幼児は腸重積や便秘によるものが多く、風邪に伴う症状の一つとして、また急性胃腸炎、虫垂炎・腸閉塞などの外科的疾患が原因の場合もある。痛みが強い場合、続く場合には医師の診断が必要である。

5）湿　疹

乳児湿疹、アトピー性皮膚炎、あせもなど体質や環境によるもの、とびひなど細菌によるもの、麻疹や風疹、水痘などウイルス感染によるものの頻度が多い。急いで受診する必要があるのはウイルス感染による湿疹であり、予防接種を受けていない場合は重症化することがあり、周囲のこどもや大人にもうつすこともある。湿疹以外に発熱などの症状を伴う場合は医療機関の受診が必要である。

8-4. 予防接種

　予防接種は国家の国民の生命に対する考え方、財政力、流行しやすい疾患を対象に行われ、国によって対象疾患が異なる。日本の予防接種制度は諸外国に比べて遅れているといわれてきたが、ここ数年飛躍的に改善された。予防接種は制度上、予防接種法に定められた定期接種とそれ以外の任意接種に分けられ、定期接種が決められた月齢（年齢）に接種すると原則無料になるのに対し、任意接種は料金の一部または全額の負担が必要である。生まれてから最初に行う定期接種は生後2ヶ月からのヒブ、肺炎球菌ワクチンであるが、任意接種では生後早期からB型肝炎ワクチンやロタウイルスワクチンの接種が可能である。生後6ヶ月までに10回以上の接種が必要となる場合があり、体調を考え、計画的に行うことが必要になる。

　また予防接種は製剤の種類によって生ワクチンと不活化ワクチンに分けられ、生ワクチンは細菌やウイルスなどの病原体そのものの毒性を弱めたもので、不活化ワクチンは病原体を加熱や薬品処理して病原性をなくしたものである。これ以外に菌の産生する毒素を無毒化したトキソイドワクチン（ジフテリア、破傷風）もある。生ワクチンは通常1-2回の接種で効果が持続するが、不活化ワクチン、トキソイドワクチンは予防効果（免疫）が時間とともに低下するため、間隔を空けて複数回の接種が必要になる。接種間隔にも注意が必要で、生ワクチンの後、次のワクチンまでは27日以上空ける必要があるが、不活化ワクチンは6日空ければ次の接種が可能である。複数のワクチンを同時に接種することもできるので、医療機関に問い合わせると良い。

　定期予防接種の実施主体は居住する市町村であり、問い合わせは各市町村の保健センターなどに行うのが原則で、母子手帳交付時以外にも、随時予防接種券などを発行している。

　上述したように予防接種は海外と日本では対象疾患、回数、接種年齢な

どが異なるため、海外で複数回接種した後に来日したような場合には、過去にどのような予防接種の既往があるのか確認する必要がある。しかしこのような場合の接種の判断は大変難しくて専門知識が必要なため、どの予防接種をどの時期に行うか、市町村の担当窓口などに相談するのが良い。

予防接種をどの時期に何回行えばよいかは母子手帳に簡単な記載があるが、ここ数年間で大きく変わっている。一番重要な1歳までの予防接種時期についての図を添付したが、最新の情報や1歳以降の接種については日本小児科学会の予防接種スケジュール（http://www.jpeds.or.jp/uploads/files/vaccine_schedule.pdf）や、NPO法人VPDのHP（http://www.know-vpd.jp/）を参照するとが良い。

実際の接種では、体温を測定後、問診票に今日の体調や既往歴などを記入し、接種希望欄に署名してから接種するが、接種後30分程度は急激な体調の変化がないか経過をみる必要がある。また母子手帳には予防接種記載欄があり、これが次回からの接種の確認となるため、接種時には必ず持参し医療機関で記載してもらう。

接種後しばらく経ってから局所の発赤・腫脹や発熱などの副作用が見られることがあるが、多くの場合は経過観察で問題ない。もし不安な場合は接種した医療機関に問い合わせると良い。

"予防接種で防げる病気は予防接種で防ぐ"、これが現在の考え方であり、早め早めに接種して病気を防ぐことが重要である。

ワクチンの種類

	定　期	任　意
生ワクチン	MR（麻疹・風疹）、BCG、水痘	ロタウイルス おたふくかぜ
不活化ワクチン トキソイドワクチン	肺炎球菌、ヒブ、四種混合（百日咳、ジフテリア、破傷風、ポリオ）、日本脳炎、子宮頸癌ワクチン	B型肝炎

予防接種の開始時期

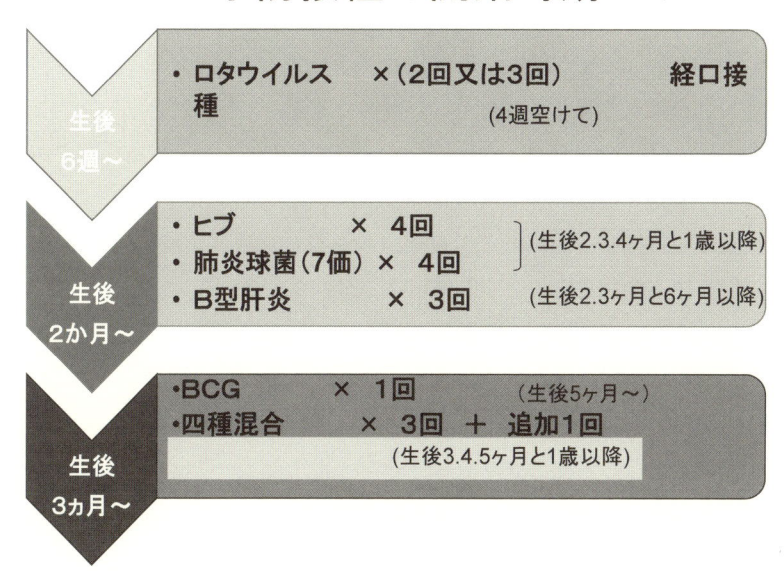

生後6週〜
- ロタウイルス　×（2回又は3回）　経口接種
　　　　　　　　　　　(4週空けて)

生後2か月〜
- ヒブ　　　　　　×　4回
- 肺炎球菌(7価)　×　4回　　（生後2.3.4ヶ月と1歳以降）
- B型肝炎　　　　×　3回　　（生後2.3ヶ月と6ヶ月以降）

生後3ヵ月〜
- BCG　　　　　×　1回　　（生後5ヶ月〜）
- 四種混合　　　×　3回　＋　追加1回
　　　　　　　　　　（生後3.4.5ヶ月と1歳以降）

予防接種の開始時期（図）

8-5．乳幼児の健康診断について

　乳幼児は、月（年）齢に応じた体（身長、体重、頭囲など）の発育や発達（運動、精神面）をすることが知られており、それらに到達できているか確認し、遅れなどがあれば経過をみたり、遅れが著明な時は専門医療機関を紹介したりする必要がある。
　ただし発育、発達には個人差があるため、目安となる指標はあくまで平均的なものであり、多少の遅れに対して一喜一憂する必要はないことを理解しておく。
　無料で行える健診の時期は市町村により実施する月齢、回数が決まっており、医療機関で個別に行える無料の健診（水戸市では1歳までに2回）、

市町村保健センターなどで集団で行う健診（水戸市では7ヶ月、1歳6ヶ月、3歳、2歳時の歯科健診）を組み合わせて行う。例えば個別の健診は1ヶ月、3-4ヶ月と1歳に、集団検診で7ヶ月と1歳6ヶ月、3歳受診すると大事な時期を全てカバーすることができる。

　市町村が行う集団健診は無料のうえ、育児相談にも乗ってもらえる利点があり、受診するといろいろと有益な情報が得られる。

　母子手帳には各月齢に応じて見開きの左頁に保護者が書く欄があって、月齢での標準的な発育・発達状態の確認、育児上の心配点、質問などを記入する様式になっており、右頁は医療機関などの記載欄になっている。受診前に通訳者が保護者と一緒に左頁の項目を確認して記載しておくと健診がスムーズに進む。実際の健診では母子手帳とは別の問診票に記入したり、保健師などから聞き取りされて診察・相談などを受けることになるため、このように事前に確認しておくとゆとりをもって通訳することができる。

　詳細は母子手帳に記載があるが、おさえておくべき時期と注意点を列記する。

1）1ヶ月健診

　1ヶ月健診は出産した産科で行われることが多く、総合病院などでは小児科で行うところが多い。健診は有料（3,000円～5,000円程度）の場合がほとんどである。お産からの一連として出生後の栄養方法、体重増加（目安は1kg程度）を確認し、おへその状態、股関節のチェック、心臓病の有無や音・光に対する反応、凝視の確認、外性器の異常などがチェックされる。先天性代謝異常症の検査の結果、飲んでいれば止血ビタミンであるケーツーシロップ内服の確認も行われる。顔やおしりに湿疹のある児も多くスキンケアの必要性が指示される。この健診で命に危険のある病気を発見することは少なく、生まれてからの状況把握と今後の育児相談が主である。

1ヶ月検診に限り母子手帳の左頁欄がないため、受診前にあらかじめ育児上の不安や心配を聞いておき、別紙に記載しておくと良い。

2) 3-4ヶ月

個別に小児科で行われることが多い健診である。生まれつきの病気を発見する最後の重要な健診で、体重は生まれた時の倍以上になっている。栄養状態を確認し、発育、発達評価から神経学的に問題がないかのチェックを行い、首のすわり、筋緊張の状態、あやし笑い、目の動き、声の方向を向いたりするかなどの視力や聴力の確認を行う。

この頃になると多くの母親は自分の児の状態を理解して、落ち着いて育児が行えるようになっている。

3) 6-7ヶ月

寝返りやひとりすわり、おもちゃを握るなどの確認、離乳食開始の確認、音への反応などを確認。人見知りなど社会性が出てくる時期でもある。

4) 9-10ヶ月

6ヶ月頃より始まった離乳食のすすみ具合を確認する。発達ではお座り、ハイハイがしっかりできるようになり、早い児では伝い歩きも可能となる。健診としては省略も可能な時期である。

5) 1歳

小児の運動・精神発達を評価する大切な時期の一つ。伝い歩きや独歩が可能となり、そろそろ有意語が出てくる。音楽に合わせてリズムをとった

りし、離乳食から1日3回の普通食となって、母乳やミルクの摂取量は減ってくる。歯も複数出てきて歯磨きの練習が始まる。

6) 1歳半

独歩、有意語、生活習慣が確立されつつあるかを確認する。
歯科検診があり、言葉の遅れもないかチェックされる。

7) 3歳

言葉の発達、体の発育などの最終チェックの時期である。低身長や痩せ・肥満がないか確認される。生活習慣、歯磨きの習慣などについて質問され、歯科検診では歯の状態、育児の心配などの相談にも乗ってもらえ、該当する予防接種が全て済んでいるかの確認も行われる。診察して問題があれば専門の医療機関へ紹介されることになる。

8) その後は4歳、5歳、6歳と1歳毎に行うのが理想ではあるが、健診のために別に受診するよりは、病気で医療機関を受診する際に心配事などがあればその時相談すれば良い。

「母子保健なのにお父さんの通訳？」

国際結婚が増えています。

恋人同士の頃は、二人の間がテレパシーで通じているかのようにお互いを理解しあい、そこには言葉の問題なんてないような気がするのですが、結婚して実際に生活をはじめると、このテレパシーだけでは通じないことも出てきます。

あるご夫婦は母親が日本人で父親が外国人でした。子どもがうまれて、予防接種に行ったり、保健センターの検診に行ったり、病院へ行ったり母親はいろいろと忙しく走り回っています。初めての子どもだったので、時には熱を出した、下痢をしたと大騒ぎしています。

父親は日本へ来てまだ日が浅いので、日本語は日常会話程度しかできません。なので、子どものことは母親がすべてやってしまって、父親には子どもに何が起こっているのかよくわかりませんでした。自分も子育てに参加したいのに、自分が子育ての蚊帳の外でいることが腹立たしくもあり、どうして説明してくれないのかと最後には妻と喧嘩になってしまいました。

通常、母子保健の場合、母親に日本語が通じれば問題ないと解釈する場合が多いと思います。しかし、実際には母親に説明したことが父親に通じていないこともあるし、父親も子育てに参加したい、もしくは子育てに信念がありそれを反映させたいと強く願っているのに情報を得ることができないのはさびしいことです。

私の子どもの頃は、父親は外で働いて子育ては母親にまかせるという家庭がたくさんありましたが、今は家族みんなで子供を育てる傾向が強くなっているような気がします。

逆のケース、夫が日本人で日本人の姑とともに病院にくるので、外国人である母親は医師や看護師の言うことを理解できず、病院は家族に伝えてあるから大丈夫と思っていた、肝心の母親は何も理解できていなかった、ということがよくあります。

医療現場は忙しいのでそこまでの配慮は難しいとは思いますが、家族からのSOSがでたら、ああそういうことかと理解してもらえればと願います。

医療通訳を考える時に、「家族の通訳」の是非ということも頭に入れておかなければならないということを伝えておきたいと思いました。

〈村松紀子〉

9. 脳血管疾患

いとうまもる診療所院長

伊藤　守

はじめに

　脳血管障害の医療通訳を扱う機会は、少なくはない。脳血管障害は時間軸で分類すれば、予防時期、急性期、慢性期とリハビリ期、再発予防期になる。

　脳血管障害の医療通訳を行う場合、もちろん医学的な基礎知識が大事であるが、筆者の経験では、治療においても、人種の違いがあったり、保険制度の違いがあったり、治療技術の普及度が違うため、少なからずの留意点が存在した。最初にそのことをお示しする。

1）治療薬の人種の違い

　降圧薬を使用する場合は、人種差を意識する必要がある。もし全くその事を配慮無く処方される事態が想定された場合は、医療通訳の倫理規定からも、確認作業は必要と考える。黒人ではβ遮断薬とACE阻害薬の効果が白人に比して悪い。黒人では人種的に低レニン高血圧が多く、食塩の摂取量が多いことがその原因として考えられてきた。黒人においてβ遮断薬は特に収縮期血圧を下げにくく、ACE阻害薬は拡張期血圧を下げにくいことが明らかにされた。一方、利尿薬はかなり降圧効果がよく、心血管疾

患の発症防止に優れていることが示された。また、Ca拮抗薬も黒人に効果的であることが示された。

2）保険制度の違いについて

　日本では現在でも、人命優先で保険を確認しないまま、超急性期治療が行われることがある。特にカテーテル治療では30分以内に治療が開始される事態も起こりうる。超急性期待機型の医療通訳においては、人命優先において治療されているが、必ず医療費は請求されることを告げる必要がある。万一支払われる保険の有無が確認されていないことが明らかになれば、倫理規定に基づき最大費用の概算を示すべきである。筆者の病院でも複数回トラブルとなった経験がある。

3）国による治療内容の違いについて

　超急性期の脳血管障害の治療で、日本では、比較的にカテーテル治療が普及している。しかしまだまだ世界中では主流となっていない治療法も多い。メディカルツアーでは、それが利点となるが、通常の観光中でのイベントとしての脳血管障害では、治療後のフォローが可能であるのかを含めて治療方針を考慮する必要がある。筆者の経験では、200年初期の脳神経血管内治療を行った中国国籍の患者で、同製品を扱っている大学病院をメーカーを通じて調査していただき紹介状を書いた経験がある。

9-1. 脳血管疾患概論

　脳血管疾患とは、脳動脈に異常が起きることが原因で起こる病気の総称である。

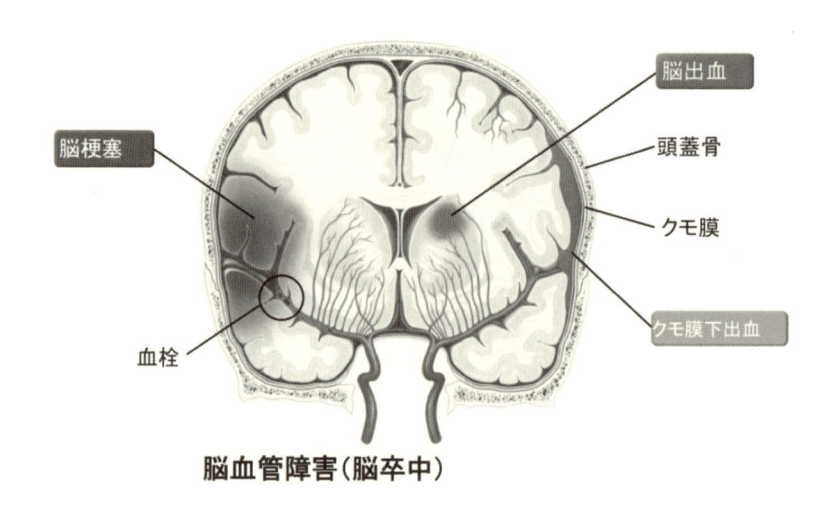

脳血管疾患にはいろいろな種類がありますが、最もよく知られているのが脳卒中です。

脳卒中は、脳の血管が狭窄・閉塞することにより生じる脳梗塞や一過性脳虚血発作 (TIA) などの虚血性脳卒中と、脳の血管が破れて生じる脳（内）出血やクモ膜下出血などの出血性脳卒中に分けられます。

日本脳卒中データバンクの解析では脳卒中の病型別頻度は、一過性脳虚血発作 (TIA) 5.8％、アテローム血栓性梗塞 24.1％、ラクナ梗塞 22.7％、心原性脳塞栓症 19.2％、その他の脳梗塞 5.1％、高血圧性脳出血 13.7％、脳出血（その他）3.0％、クモ膜下出血 6.4％ となっている。わが国ではラクナ梗塞と高血圧性脳出血は欧米と比べるとまだ多いが、以前のデータと比べるとラクナ梗塞や高血圧性脳出血は減少している。

また脳血管疾患のうち、虚血性脳卒中では、症状が出現する時間と神経組織が不可逆的にダメージを受けるまでに時間差が数時間見られることがわかり、その間に血流を再開通させれば、神経症状の後遺症を残さず回復させる可能性があることがわかり、therapeutic window（治療の窓）と言われる時間を設定し脳卒中の正確な診断と虚血性脳卒中に対して、アルテ

プラーゼという血栓溶解剤の静脈内注入が行われている。日本ではこのため救急体制を整え救急車要請 (119) から薬剤注入まで4、5時間で行えるようにいろいろな地域で準備されている。医療通訳者は、この一連の中でどの位置で期待されているのかを知っておく必要がある。

9-2. 急性期脳血管障害（脳卒中）について

1）救急システムについて

　日本においては、脳梗塞発症 4.5 時間以内であれば、神経症状を完全もしくは部分的に改善できる治療法として血栓溶解療法があり、地域整備が行われ、救急システムが作られつつある。アルテプラーゼ静脈内注入法（t-PA 注入法）と言われている。

　従って急性期脳血管障害が疑われた時点で、救急車を呼び（ダイアル 119 無料）、その日の脳卒中センター（脳卒中の正確な診断と治療を集中して行う施設で曜日により担当施設が変わる事もある。）に搬送されるところからはじまる。家族内でもちろん脳血管障害と判断する事は、困難で救急車を呼ぶ事を躊躇し近くの病院に行き、時間を浪費したため、せっかくの回復の機会を逸する場合が現在でも多く存在している現状を考えると、特に外国人の方々にこの制度を事前に広く知らせておく必要がある。ここに日本脳卒中協会を紹介しておく。(http://www.jsa-web.org/) 参照され、多くの方々にお伝えいただきたい。この中では、一般の方々が脳卒中を疑う症状が記載されているので引用し紹介しておく。

脳卒中が疑われたら一刻も早く専門病院へ
脳卒中では以下のような症状が突然起こります。
●片方の手足・顔半分の麻痺・しびれが起こる（手足のみ、顔のみの場合

もあります)
●ロレツが回らない、言葉が出ない、他人の言うことが理解できない
●力はあるのに、立てない、歩けない、フラフラする
●片方の目が見えない、物が二つに見える、視野の半分が欠ける
●経験したことのない激しい頭痛がする

2) 出血性脳卒中の急性期対応について

　大きく分ければ脳内出血とクモ膜下出血に分かれる。この二つの治療法は、大きく異なっている。すなわち脳内出血のほとんどは、手術する事無く治療されている（約70％）が、クモ膜下出血については、ほとんどが外科的な治療法がなされている。（約90％）

　いずれも、先ほど説明した救急システムの中で診断され、出血性脳血管障害と判断された後に脳卒中の専門医にて治療選択が判断される。このため高度診断機器（CT. MRI. SPECT など）の整った施設に搬送される必要があることをここでも強調してしておき、くれぐれも地域での医療通訳で関与した場合は救急車の要請が重要であることを伝えておく。

9-3. 出血性脳血管疾患

クモ膜下出血
原因
　多くは脳動脈瘤の破裂（約80％）によるもので、その他に脳動静脈奇形や脳動脈解離の破裂によるものなどがある。ここでは、脳動脈瘤の破裂について説明する。

1）未破裂動脈瘤

　未破裂脳動脈瘤は、全人口の20％から30％に存在し、女性に多く、過度の高血圧、過飲酒、たばこが破裂因子として有名である。症状は通常は無症状であり、まれに増大などの際に伴う血管痛がみられる。
　大きさでは、7mm以上の大きさから、明確に破裂しやすいと言われている。また形がいびつな動脈瘤や動脈瘤に更に小さな動脈瘤を形成する(daughter)場合も破裂しやすいと言われている。破裂の予防のため、手術やコイル塞栓術が行われる場合がある。

2）破裂動脈瘤

　先述したようにクモ膜下動脈瘤の約70％が破裂動脈瘤である。症状は、今までに経験したことが無いほどの頭痛であり、ハンマーで殴られたような痛みが、突然生じる。このため患者は痛みで臥床していることが多い。診断は、頭部CT検査で診断されることが多く、わずかなクモ膜下出血も診断できるので、最近は、わずかな後頚部痛で徒歩通院で診断される場合もある。

3）脳動脈瘤の治療

　クモ膜下出血の発症からの時期、動脈瘤の大きさ、部位によって、治療法は大きく異なるため、熟練した専門医の的確な判断が求められるが、治療の主流はクリッピング術と言われる動脈瘤の血流を遮断する方法がとられる。その他コイル塞栓術と言われるプラチナのコイルを動脈瘤の形に合わせて塞栓する手法が行われる。いずれも専門的な技術が必要であり、専門的な施設で治療される。今日でも30％近くが死亡もしくは重篤な後遺症となり、70％が何らかの障害が残存する重篤な病気である。

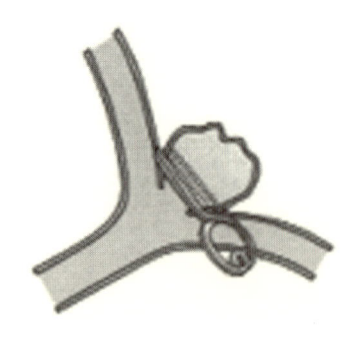

脳出血

分類

被殻出血　視床出血　小脳出血　脳幹出血

皮質下出血

　脳出血は、脳卒中の約30％をしめる。主な原因は高血圧である。高血圧が長期間続くと脳の中の細い血管の壁が少しずつもろくなり、壁の一部がふくらんで小さなコブ（微少動脈瘤）ができる。ここで更に高い血圧が加わり、破裂して脳の中に出血する。

　出血した血液は血腫となり、周辺組織を破壊し、破壊されなくても血腫により、圧迫することで広く周辺に浮腫を生じる。止血されなければ血腫が増大し、ついには脳ヘルニアと言われる脳が頭蓋内に収まらない状態となり死亡に至る生命に危険のある病気である。脳出血の症状は出血を起こした場所により異なりますが、多くは突然の頭痛、吐き気で始まり、片側の手足の麻痺などの神経症状がみられる。大出血の場合は意識がなくなる。

　脳出血は後発部位が存在する。血管分岐が直角にしかも急に細い血管に分岐するような部位である。被殻や視床と呼ばれる部位が多い。脳出血の7～8割程度がここで起きています内包は手足を動かす運動神経や手足からの感覚を脳へ伝える神経繊維が集まっている場所で、ここで出血が起きると右脳の出血なら左半身の、左脳の出血なら右半身の運動麻痺や感覚麻

痺などの症状が出てきます。その他、大脳皮質下、小脳、脳幹の橋などでも脳出血がみられます。中で最も重症なのは脳幹の橋出血で、脳出血の5％程度がこの部分で起きる。脳幹は、生命を維持する上で非常に大切な場所で血腫の大きさに関わらず、死亡することもありうる。

9-4. 虚血性脳血管障害

分類
一過性脳虚血発作 (TIA)

TIAの主な原因

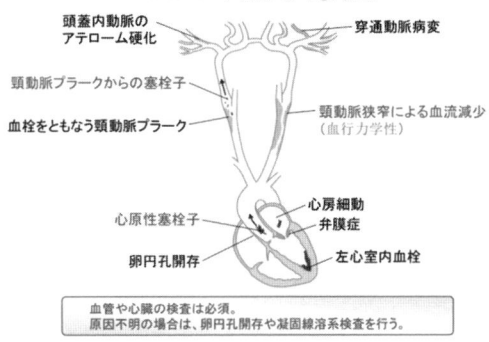

- 頭蓋内動脈のアテローム硬化
- 穿通動脈病変
- 頸動脈プラークからの塞栓子
- 頸動脈狭窄による血流減少（血行力学性）
- 血栓をともなう頸動脈プラーク
- 心原性塞栓子
- 心房細動
- 弁膜症
- 卵円孔開存
- 左心室内血栓

血管や心臓の検査は必須。
原因不明の場合は、卵円孔開存や凝固線溶系検査を行う。

脳塞栓症（心原性、大血管性、頸動脈性）

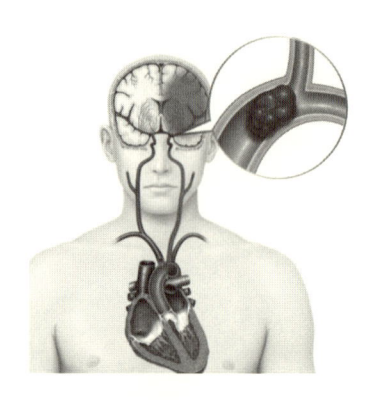

アテローム血管性脳梗塞（頸動脈粥腫）

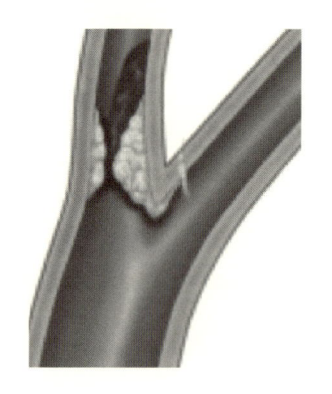

ラクナ脳梗塞
脳還流障害性虚血性脳血管障害（hemodynamic insufficiency）
　虚血性脳血管障害の中には、一過性に起こり、完全回復する場合もあれば、わずかに後遺症を残す場合、更に重篤な後遺症が残る場合がある。いずれの場合も放置すれば、非常に再発率が高い疾患であるので、原因追及を確実に行い、再発予防の治療を確実に行うことが大事である。
　まず最初に、どの血管が原因で発症したのかを検出することである。もちろんすべてわかるわけではないが、大まかな血管同定と脳塞栓か脳血栓

かの鑑別はできることがほとんどである。医療通訳の説明において、塞栓と血栓の予備知識は必要であると考えるので説明しておく。

脳塞栓とは、血管内の異物や血栓が、末梢に移動しそこで閉塞した脳梗塞であり、脳血栓は、その血管内で生じた血栓がその部位で閉塞し脳梗塞を生じた場合を言う。

一般的な治療法として、動脈硬化が主原因のことが多いので、動脈硬化予防として、高血圧、高脂血症、糖尿病の治療コントロールを行った上で、抗血小板剤と言われる血栓形成を予防する治療がなされる。ただし、先ほど説明した脳塞栓症の場合や一過性脳虚血発作の原因が心房細動であった場合は、抗血小板剤ではなく、ワーファリンで代表される抗凝固剤が使用される。更に最近は新規経口抗凝固薬 (Non-vitamin K antagonist oral anticoagulants：NOAC) を使用する事でワーファリン以上の予防効果を示すようになってきた。しかしワーファリンに比べ非常に高価な薬であるので、医療通訳を行う場合に使用される薬剤についてこの点はあらかじめ知識として知っておくべきである。

また薬物治療以外にも、心房細動治療にはカテーテル電気焼却術 (catheter ablation) が有効となった。頸動脈のアテロームが原因の場合は、頸動脈血栓内膜剥離術 (CEA) や頸動脈ステント術が有効となった。すでに脳還流障害が重度である場合は、バイパス手術の適応もありうる。

このように、虚血性脳血管障害では、障害が強く残った場合も、リハビリと同時に再発予防も非常に大事であることをしっかり押さえておく必要がある。

9-5. リハビリテーション

脳卒中患者の社会復帰の決め手となるリハビリテーションは、重要である。以前はセラピストの経験に頼っていたが、近年、科学的データに裏打

ちされた方法が確立されようとしている。神経生理学や画像解析技術の発達によって誕生した、脳の仕組みに着目して機能回復を促進する神経リハビリテーションが盛んとなりつつある。またロボットなどの高度産業機器を応用したリハビリテーションも行われ、医療の国際化をめざす日本の戦略の一つと位置づけられている。またメディカルツーリズムを医療観光ととらえ検診などの国際化から、国際医療交流として日本の先進医療の国際提供に発展しつつある。更に、介護分野を含めた国際交流を進め、産業化する試みがなされるようになった。この中で脳卒中後のリハビリテーションは、リハビリ医療器具から、介護の人事交流まで、国際的な産業化が試みとして研究されている。これらの一連の動きを医療生活産業と呼ばれている。

日本では、医療供給システムの関係で、急性期治療は、約14日間で回復期リハビリ専門施設に転院される。急性期病院では、直後から、麻痺側の関節可動域(ROM)訓練を行い、早期より廃用を防ぐリハビリが行われている。また嚥下訓練も行われる。急性期病院では、現状の評価と回復目標のための様々な指標が測定される。続く回復期リハビリテーションでは、目標設定に基づき、社会復帰度のアップをめざし、集中的に理学療法や作業療法、言語療法が行われる。約3ヶ月の訓練を行い、社会復帰、療養型施設、在宅医療へ移行される。約6ヶ月を経て、医療保険から介護保険へ移行しつつリハビリテーションが継続して行われる場合がある。通所リハビリテーションと呼ばれている。

まとめ

日本での脳卒中治療は、説明したようにシステムを通じて、予防からリハビリテーションまで管理されている。各国のシステムによって様々であり、特に一施設ですべてのサービスを提供しているシステム文化の患者に

とっては、違和感を生じる場合がある。日本自身でも 30 年前は一施設ですべてを行っていたわけであるから当然である。

　限られたなかでは、概略しか説明できなかったが、脳卒中関連の医療通訳において参考になれば幸いである。

10. 消化器内科

西宮市　中島クリニック　院長

中島　敏雄

10-1. 医療通訳者に求められるものとは

　医療の現場での通訳には、語学能力に加え医療独自の専門用語を習得することが求められるが、医療通訳者が深い医療知識を身につけなければならないというものではない。医療通訳者に必要なことは、診察の流れを知ること、診察の流れに沿った専門用語、表現の習得である。
　消化器疾患は、食道、胃、十二指腸、小腸、大腸まで続く消化管及び、肝臓、胆嚢、膵臓の多様な臓器にわたる。一般診療で最もよくみられる領域の1つであり、疾患の数も多い。
　多岐にわたる病名、症状の丸暗記から知識を深めていくことは困難であり、診察の流れを理解した上で、必要な知識、専門用語の習得が大切である。
　そこで、医療通訳を行っている、もしくはこれから行いたいと考えている方に対して、消化器内科で行われる診察の流れを述べていく。

10-2. 診断の流れ

　診察の場ではCTやMRIなどに代表される画像検査にて診断をつけるイメージが強いが、実際の医療現場でCT撮影などから始まることはない。その前に、まず行われる重要なことがある。「問診」である。

「問診」

　腹痛を例に説明する。「お腹が痛い」と外来を受診するも、お腹がどこの部位をさすかは患者の主観に依存する。上腹部痛であるのか、左下腹部痛であるのか、右下腹部痛であるのか、具体的にどの部位の痛みであるのかなどを、対話を通じて具体的に明らかにしていく過程が問診である。

　まずは、診察の最初の段階で必要となる、腹痛、悪心、嘔吐、吐血、下血、便秘、下痢、腹部膨満感など、消化器関連の症状を表現する言葉から習得していくのもよいだろう。

　腹痛を訴え受診した方の痛みが上腹部痛であれば、胃潰瘍、急性胃炎、胆石など上腹部に存在する臓器に関連する症状を想定する必要がある。また場合によっては腹痛を呈する心筋梗塞などのケースを想定することもある。右下腹痛であれば急性虫垂炎、感染性腸炎など大腸に関連する症状、女性であれば卵巣、子宮などの婦人科系疾患も念頭に置く必要がでてくる。

　次に問診をすすめていくのは症状の詳しい内容である。痛みは突然始まったのか、だんだんと痛みがひどくなってきたのか、食事を食べた時に痛くなるのかなどである。

　症状の経過を系統的に確認するために私は英語の頭文字を並べたOPQRSTという語呂合わせを使っている。

O (onset)：発症様式
P (palliative / provocative factor)：寛解 / 増悪因子
Q (quality)：症状の性状
R (radiation)：放散の有無
S (severity)：強度
T (time course)：時間経過

O (onset):発症様式

どのような時に起きたか。

痛みであれば、突然激しい痛みではじまったか、徐々に痛みがひどくなっていったか。

激しい突然の腹痛であれば、腹部大動脈解離などのような、突然血管が破裂したり損傷したりする病気も想定する必要がある。徐々に痛みがひどくなったのであれば、急性虫垂炎などのような感染症の経過に合致する。

P (palliative / provocative factor):寛解 / 増悪要因

どのようにすれば痛みが和らぐか、何をした時に痛みがひどくなるのか。食べ物を食べた後に痛むのか、食べる前の空腹時に痛むのか、アルコールをのんだら痛むのか、それによって想定する疾患がかわる。

Q (quality):症状の性状

どのような種類の痛みか。

つまり、ズキズキする痛みか、刺すような痛みか、鈍痛か、ヒリヒリとする痛みであるかを問診で明確にすることは診断に有用である。

R (radiation):放散の有無

痛みがどこに広がるか。

上腹部痛であれば、その痛みは背中にまで広がるなど放散、広がりを確認する。例えば膵炎の痛みは腹痛のみではなく、背中にまで痛みが広がることが多い。

(部位)

S (severity):強度-

つらさを意味する。

我慢できる痛みなのか、かつて経験したことのない激しい痛みなのか、痛

みの強度は原因を類推、さらには急を要する病態であるかの判断要因となる。

T (time course)：時間経過
症状の経過
痛みがいつから始まって、どれぐらい続いているか。今朝痛くなったのか、1週間前から続く痛みなのか。
時間とともに、痛みがどんどん強くなっているのか、痛みは強くなったり弱くなったりするのか、さらには全く痛みを感じない時があるかなど、時間経過のことである。

　医療通訳者はこれら症状経過を正確に伝え表現する必要があり症状経過PQRSTを専門とする言語で表現の幅を広げておくことが大切である。特に痛みに関する表現は重要かつ特有の専門的な表現が使われることがあるので深めておきたい知識である。

上記に加え
既往歴：今まで罹ったことがある病気
手術歴：手術を受けた時期、具体的な内容
家族歴：家族の病気の有無、糖尿病や高血圧、癌など
服用薬：内服中の薬の確認
アレルギー：薬剤、食べ物アレルギーの有無
喫煙、飲酒：生活習慣状態の把握

「診察」「検査」
　問診及び診察にて、原因を推定した上で必要な検査を行う。問診、診察、検査結果を総合的に判断した上で診断をつけ、投薬、点滴、処置等治

療を行う。

　消化器内科疾患は多岐にわたるため、検査以降の診察は問診のように共通の流れはない。各疾患事に専門用語含め知識を蓄積していく必要がある。

　これより先は各論として、消化器領域で行われる検査について説明する。

10-3. 検査

「血液検査」

「消化管 X 線造影検査」

　胃、小腸、大腸など消化管に造影剤を注入した後に、空気をいれて腸管を膨らませ X 線撮影する。

　ドックなどで行われる、いわゆるバリウム検査は上部消化管造影の事をさす。造影剤（バリウム）と胃を膨らませるための発泡剤を飲み、体の向きをかえながら、対象とする部位をさまざまな角度から撮影する。食道、胃、十二指腸を観察する検査。

　下部消化管検査は、注腸検査ともよばれる。肛門から造影剤と大腸を膨らませるために空気を注入した後に、さまざまな角度、体位で撮影する。大腸を観察する検査。

「上部消化管内視鏡検査」

　胃カメラや内視鏡検査とも呼ばれる。先端に CCD カメラの付いた直径 5-10mm のスコープを口や鼻から挿入し、食道、胃、十二指腸を観察す

る検査。

　検査時のえづきなど咽頭反射を押さえるために、検査前にスプレーやシロップ状の局所麻酔薬を使う。検査時間は10分前後。

　癌やポリープなど精密検査が必要な病変があれば、鉗子とよばれる小型のクリップで組織の一部を採取することもできる。採取した組織は、顕微鏡で良性悪性などを判断する。

「下部消化管内視鏡検査」

　大腸カメラとも呼ばれる。先端にCCDカメラの付いた直径10 – 15mmのスコープを肛門から挿入し、大腸や小腸の一部を観察する検査。
　検査の前に腸内を洗浄するために、検査当日に約2リットルの腸管洗浄液をのむ必要がある。便秘の強い方は、前日に検査食を食べたり、下剤を服用したりすることがある。

「腹部超音波検査」

　エコー検査とも呼ばれる。体にプローブと言われる探触子を当て、探触子から出す超音波の臓器からの反射を画像化する検査。
　超音波を用いるため、X線被爆の心配がない。
　肝臓、胆嚢、腎臓、膵臓、卵巣、子宮、膀胱、前立腺など腹部の広い範囲を調べることができる。
　さらにカラードップラーとよばれる方法により血流を測定することもできる。

「腹部 CT 検査」

　コンピューター断層撮影 computed tomography の略。横になり、ドーム状の装置に入り、X線をらせん状に体に回転しながら照射して、腹部を画像化する検査。

　より詳細な検査を必要とする場合は、造影剤を注射もしくは点滴しながら行うこともある。造影剤に対するアレルギーもっていることがあるので、検査前の問診が必要である。

　肝臓、胆嚢、腎臓、膵臓、卵巣、子宮、膀胱、前立腺などの腹部の広い範囲を検査することができるのに加え、骨など超音波検査では描出できない部位も検査することができる。

　X線を用いる検査なので、妊娠中もしくは妊娠の可能性のある人への検査は避ける必要がある。

「腹部 MRI 検査」

　磁気共鳴断層撮影 magnetic resonance imaging の略。強い磁場を用い、水素原子を刺激し、反応をとらえ画像化する。横になり、ドーム状の装置に入り検査を行うため CT 検査と似ているが、X線を用いず磁場を用いるのが特徴。X線被爆の心配がない。

　磁場を用いるため、心臓ペースメーカーを挿入している人は検査を行うことができない。また金属製のプレート、クリップ、ボルトなどを使っている人は撮影できないことがあるので事前確認が必要である。

　肝臓、胆嚢、腎臓、膵臓、卵巣、子宮、膀胱、前立腺などの腹部の広い範囲を検査することができるのに加え、MRA（磁気共鳴血管造影）という方法により血管を強調した画像で造影剤を用いず血管を検査することができる。

「血管造影検査」

血管に造影剤を注入、検査対象となる動脈、毛細血管、静脈を連続的にX線撮影する。

血管の狭窄や閉塞が確認できる。また造影される血管の形、乱れなどから腫瘍の存在や良性、悪性の判断ができる。

肝臓、腎臓、腹部の動脈などが検査対象となる。

血管造影検査は、ももの付け根（鼠径部）の動脈からカテーテルを挿入する。カテーテルを検査部位である、肝動脈や腎動脈まで導き、そこから造影剤を注入する。

造影剤に対するアレルギーをもっていることがあるので、検査前の問診は大切である。

検査後、カテーテル挿入部位からの出血を予防するために、半日程度の安静が必要となる。検査入院で行われる。

「病院で感じること」

日本の医療現場が欧米諸国に比べて遅れているだとか、優しくないから外国人も使いにくいというような意見を聞くことがあります。でも、それは本当でしょうか。また、医師や看護師の個人的な資質や個々の病院の体制によるものなのでしょうか？　実際に病院に行ってみて、けっしてそのようには感じないのです。

特に大きな病院だと多くの患者さんが並んでいます。これを見ただけでも、効率よく、できるだけたくさんの人を診療しなければならない現実が見えます。

いくら言葉ができないから、習慣がわからないからといって、外国人患者を特別扱いする余裕はないと思います。それどころか、そうした制約の下でも、精一杯のコミュニケーションをとってくださっていることに頭が下がる思いをすることが多いのです。

病院に同行する時に痛感するのは、通訳者が未熟なために、時間がかかったり、診察の流れを止めることがないように、できるだけの準備をして望みたいということです。

熟練した通訳者を使えば、診察時間が短縮され、意思疎通もスムーズになるということは、その経験のある医療機関なら知っています。通訳者は診察の阻害要因にはならないのです。

しかし、未熟であったり、謙虚さのない通訳者が同行すれば、その逆のケースが発生します。医師の言ったことが伝わらない苛立ち、患者が聞きたいことに答えてくれないもどかしさ、通訳者が自分の見解や意見をさしはさんだり、批判したりするといった倫理に反することが、行われた場合、医療現場の通訳に対してのイメージは悪くなり、診察を阻害するものとして疎まれてしまいます。

今、私たち医療通訳者の一人ひとりが「ショーケース」の役割を果たしています。医療通訳者を使えば、こんなにスムーズに診察が進みますよ、ということを医療現場にわかってもらうために、がんばらなくてはと思っています。二度と通訳者なんていらないと言われないように気をつけなければなりません。

〈村松紀子〉

11. メタボリックシンドローム

梅沢内科・循環器科院長

梅澤　剛

はじめに

　第一に、生活習慣病や成人病ともよばれる本疾患の概念を理解していただくこと、第二に、医師が行っている診察、検査、治療の流れをつかんでいただくこと、そして最後に実際の症例を通じて、診療の場面や食事・運動指導でどのようなフレーズが多用されるかを読み取っていただき、通訳をするための下準備に役立てていただくことである。

11-1 メタボリックシンドロームという病気

　メタボリックシンドロームは時に「成人病」や、「生活習慣病」とも呼ばれるが、これらの呼び名にどういった違いがあるのかを最初に整理しておきたい。

　はじめに生活習慣病であるが、一般に理解されているように、高脂肪・高カロリー食、運動不足でストレスの多い生活、喫煙、アルコールの多飲など、好ましくない生活習慣を続けているうちに起こってくる一群の疾患（糖尿病、脳卒中、心筋梗塞、脂質異常症、高血圧症など）を、全体として指す。ではそういった生活習慣を続けることでどのような変化が体内に起こり、これらの疾患群が起こってくるのであろうか。専門家の研究で、これらの病気を有する人たちの内臓に、脂肪組織の過剰な蓄積が存在する場合のあることがわかった。いわゆる内臓肥満である。さらにこの過剰な内臓肥満が疾患を引き起こす原因は、蓄積している脂肪細胞の働きにあ

る。一般にはあまり知られていないが、脂肪組織は単に肥満の原因であるだけではなく、実は血圧や血糖を調節する種々のホルモンを分泌する巨大な内分泌臓器でもある。したがって、そのホルモンの過剰や不足が引き起こす代謝異常によって、高血圧症や糖尿病などの様々な病態が出現する。つまり水面下にある内臓肥満というひとつの巨大な氷山が、少しずつ違った形をとって水面上に顔を出したものが、上に述べた疾患群というわけである。そしてどの疾患が強く水面上に現れてくるかはその代謝異常の種類や程度の違いによって変わってくる。結果として、すべてそろっている場合、それ以外の場合があるということになる。以上が、ホルモンあるいは代謝異常＝メタボリズム異常によって起こされる症候群つまりメタボリックシンドロームという呼び名の由来である。

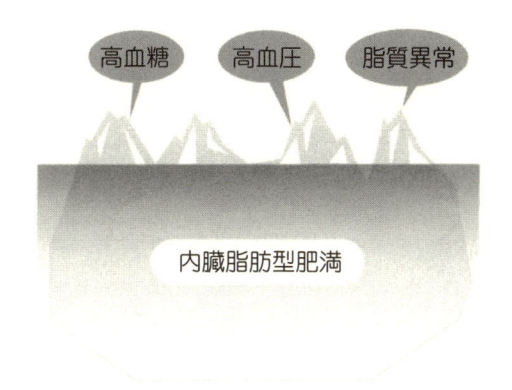

イラスト：厚生労働省

　もちろん内臓肥満だけが高血圧症や糖尿病の原因ではなく、内臓肥満のないケースもある。しかし、内臓肥満があると、こういった疾患が複数集積してくる傾向が強いので、二つ以上集積した場合を特にメタボリックシンドローム（別名内臓脂肪症候群）と呼ぶことにしたと考えれば理解しやすいかもしれない。
　一般的に不適切な生活を続けていると内臓肥満を起こしやすくなるの

で、結果として上記の疾患群が起こってくる。そこで特にその不適切な生活習慣を強調した病名が生活習慣病、さらに不適切な生活習慣の蓄積は成人してから一定期間を経て起こるので、成人病という呼び名もまたその一面をとらえている。

つまりメタボリックシンドロームはその原因として、生活習慣や年齢というあいまいな部分をもう少し掘り下げ、その基礎にある過剰の脂肪組織による代謝異常に特に注目した疾患名なのである。

繰り返しになるが、内臓脂肪過剰蓄積のない高血圧症の患者は、メタボリックシンドロームには含めず、遺伝や塩分の取りすぎなどの原因から発症した単独の疾患としての高血圧症という扱いになる。

以上のことから理解されるように、メタボリックシンドロームの原因は内臓脂肪蓄積であるから、診断基準の第一は、下の表に示すように腹囲の大きさである。とくに臍を中心にリンゴの形状をとったタイプの肥満に内臓脂肪の蓄積が多く、これは腹囲の大きさに反映されるというわけである。

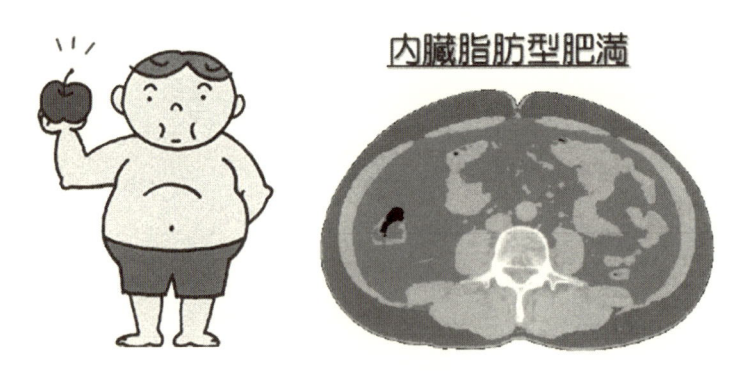

出典：日立健康管理センター資料

この基準には身長が考慮されておらず異論もあるが、とりあえずこれによって内臓に脂肪の蓄積している可能性のある者を選び出す。次にその特徴とする疾患の集積性に注目し、現れている疾患の数が二つ以上の患者に

メタボリックシンドロームの診断基準

内臓脂肪の蓄積
腹囲（へそ周り）　男性　85cm 以上 　　　　　　　　　女性　90cm 以上 　　　　　　　　（男女ともに、腹部CT検査の内臓脂肪面積が100cm² 以上に相当）
内臓脂肪の蓄積をチェックします。肥満の判定によく用いられるBMI（体格指数）ではなく、腹囲で判定します。 **腹囲の正しい測り方はこちら**

内臓脂肪の蓄積に加えて、下記の2つ以上の項目があてはまるとメタボリックシンドロームと診断されます。

脂質異常
中性脂肪　　　　　　150mg/dL 以上 HDL コレステロール　40mg/dL 未満 　のいずれかまたは両方
メタボリックシンドロームでは、過剰な中性脂肪の増加とHDLコレステロールの減少が問題となります。

高血圧
最高（収縮期）血圧　130mmHg 以上 最低（拡張期）血圧　85mmHg 以上 　のいずれかまたは両方
高血圧症と診断される 「最高（収縮期）血圧 140mmHg 以上／最低（拡張期）血圧 90mmHg 以上」 より低めの数値がメタボリックシンドロームの診断基準となっています。

高血糖
空腹時血糖値　　110mg/dL 以上
糖尿病と診断される「空腹時血糖値 126mg/dL 以上」より低めの数値で、 「境界型」に分類される糖尿病の一歩手前がメタボリックシンドロームの診断基準となっています。

メタボリックシンドロームの診断基準（厚生省のホームページから）

対して、メタボリックシンドロームと確定診断することにした。

メタボリックシンドローム診断のきっかけ：

　メタボリックシンドロームは初期には無症状のことが多いため、患者さんは検診で指摘される、あるいは運動不足や肥満などの自覚から本疾患を心配し、医師を訪れることが一般的である。医師がこの疾患を疑うときは、生活習慣が本疾患の重要な原因であることから、これに関してとくに詳しく病歴を聴取する。それによりメタボリックシンドロームにつながると思われる生活習慣や食習慣、運動量、ストレスの有無などの全体像を把握し、その問題点を指摘するとともに、受診時点での病状の進行状況を検査により判定し、適切な治療計画をたてる。かりにその時点で薬物を必要

とするようめだった疾患の兆候がなくても、将来発症する可能性を考え、これを防ぐため（一次予防という）患者自身に現在の生活習慣上の問題点を見直してもらうよう生活指導を重点的に行う。

もしすでに狭心症などの特別な疾患の兆候が表れている場合には、生活指導と並行して、診断のための検査と治療を行うことになる。

それでは実際に、職場検診で脂質異常を指摘されて、医療機関を受診するように指示された一人の男性を例にとり、診察、診断、治療の流れをみて行こう。

症例：
48歳男性　銀行員
　１週間前に職場検診を受け、中性脂肪と血糖、拡張期血圧が少し高いと指摘され来院。
　喫煙歴20本×30年近く続けている。
家族歴：父親が高血圧、母親が糖尿病に罹患。
既往歴：数年前にもやや血圧が高いと指摘されたことがある。入院歴なし。
　学生時代は相撲部に属していたが、就職してからはパソコンを前にしたデスクワーク中心の仕事のため、通勤以外歩くことも少なくなった。月に一度の接待ゴルフ以外特に運動はしない。体重は結婚してからどんどん増えた。
　自覚症状としては３階のオフィスまでの階段で、息切れと軽い胸部圧迫感を覚えることがあり、自分では運動不足のためと思っている。
　２ヶ月前管理職に昇進し、新しい顧客獲得と部下の仕事管理に常にストレスを強いられており、不眠がちという。
　帰宅は10時を過ぎることが多く、遅い夕食をとるとすぐ休む生活が続いている。仕事の帰りに部下と飲んで帰ることも月に１−２度ある。それ以外に晩酌としてアルコールはほぼ毎日缶ビール500ml 2本と焼酎

お湯割りを2-3杯飲む。

　社宅に家族4人で暮らしているが、いつも休みの日には疲れているため自宅でごろごろと過ごすことが多い。何度か禁煙を試みたがまだ成功していない。

理学的所見：
　身長164cm　体重94kg　血圧132/98mmHg　腹囲102cm
　その他の身体所見では明らかな異常なし。

検診時の血液検査：
　総コレステロール220mg/dl　LDL 144mg/dl　HDL 48mg/dl
　中性脂肪216mg/dl　AST (GOT) 21IU/l　ALT (GPT) 27IU/l
　γGTP 90IU/l　空腹時血糖122mg/dl　HbA1c (NGSP) 6.4%
　白血球9900/μl　赤血球534万/μl　Hb 16.0g/dl　Ht 49.1%
　血小板23.9万/μl

　メタボリックシンドロームの診断においては、生活習慣の内容が重要な診断の鍵となるため、医師は喫煙、飲酒、仕事内容、ストレスの有無、食習慣、運動習慣、現時点での自覚症状などについて、細部にわたり質問をする。したがって通訳者は、これらの質問内容を理解するうえで，各疾患についてもよく知っておかなければならない。

症例検討：
　まずメタボリックシンドロームを念頭におき、本患者の病歴、検査所見を見て行こう。
　診断基準の第一の腹囲は102cm（85cm以上）であり、第一の条件を満たす。
　次に中性脂肪が216mg/dl（150以上）、空腹時血糖122mg/dl（110以上）、血圧132/98mmHg（130/85以上）と3つの項目があてはまるの

で、メタボリックシンドロームと診断できる。動脈硬化のリスクといわれている悪玉コレステロール（LDL）も 144mg / dl と高値であるが、腹部肥満との関係が指摘されているのは HDL と中性脂肪であるため、LDL 高値はメタボリックシンドロームとは別に扱われる。

　これらの検診時の数値は、その時の体調や前日の食事内容でも変動しやすいので、その後の経過も見ながら柔軟に評価する。

　医師は現時点では検査所見からメタボリックシンドロームの疑いありと説明し、生活習慣の改善、減量を指導する。したがって通訳者は診断にいたる流れ、生活・食事指導や運動指導に関する説明に対応できるよう準備が必要である。普段から肥満、高血圧症、高血糖、脂質異常をきたす患者への食事指導のパンフレット、一般書などに目を通し、定型的な表現を準備しておくとよい。

　診察が進むに伴って、医師はメタボリックシンドローム自体の進展度およびその関連疾患として生命予後の観点から重要と思われる疾患の除外診断を開始する。

　この患者ではメタボリックシンドロームに含まれる高血糖、脂質異常症以外に、労作時の胸部症状、長年の喫煙歴から関連疾患としての狭心症の存在が否定できない。医師は病気の重大性を考慮しこの疾患の診断から始める。

11-2　狭心症

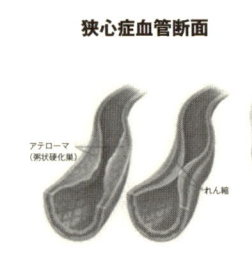

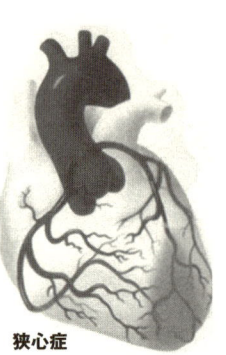

狭心症血管断面

アテローマ
（粥状硬化巣）

れん縮

狭心症

労作性狭心症 / 冠攣縮性狭心症 / 不安的狭心症 / 心筋梗塞：

　狭心症は心臓をとりまき、これに栄養と酸素を供給している血管である冠動脈が、動脈硬化により狭窄し、血流が障害されるために起こるという比較的シンプルな病態をもつため、その症状の起こり方も多くの場合特徴的である。典型的には患者は階段を3階まであがるなどの一定以上の労作を行った時に、胸部中央の比較的広い範囲に生命的不安を伴った強い圧迫感ないし胸痛を覚える。時に冷汗を伴い、また痛みが顎の付け根あたりや左腕に放散し、患者は歯科や整形外科を受診することもある。発作は通常、安静にて5-10分以内におさまる。また労作時には起こらないが、早朝決った時間に胸痛で覚醒するタイプの安静時狭心症もある。冠動脈が攣縮によって閉塞することが原因であるため、冠攣縮性狭心症とよばれる。一方で狭心症に否定的な症状もある。例えば患者が胸の一点を指さし瞬間的な胸痛を訴えたり、身体をひねると痛みが増すなどと訴える場合などである。

　このように狭心症は、疾患に特異的な、逆に否定的な症状をもれなく聞き出すことで多くの場合正しい診断が可能である。したがって通訳者に求められることは、医師の問診とそれに対する患者の答えをできるだけ正確に通訳することである。そのために通訳者は、狭心症の病態と特徴的な症状に精通していることが望ましい。さらに狭心症の診断においては、関連疾患である不安定狭心症や心筋梗塞との鑑別が必要である。特に、胸痛の持続時間が15分を超えるようになる、発作がより起こりやすくなる（発作の閾値の低下）、その頻度が増加する、特効薬の亜硝酸剤（ニトログリセリン舌下など）が効きにくくなるなどの場合は、心筋梗塞に移行する確率の高い不安定狭心症の可能性が高い。不安定狭心症は、緊急の治療を要するので、緊迫した場面での正確な通訳が必要になる。

診断のための検査：
心エコー検査 / 心電図（負荷心電図）/ 冠動脈造影検査 / 冠動脈造影CT

狭心症の原因は、典型的には冠動脈に生じた動脈硬化性の狭窄であるため、詳しい病変部位同定を含めた確定診断には心臓カテーテル検査（冠動脈造影検査）が必要である。冠動脈が攣縮を起こす安静時狭心症（冠攣性狭心症）は、冠動脈造影で狭窄がなく、典型的な早期の胸痛発作の病歴から診断される場合が多い。病状が比較的安定しており緊急性がない場合は、その前段階として患者に負担の少ない心エコー、心電図、負荷心電図、冠動脈CT検査などが行われる。

心エコーは心機能や過去の心筋障害、狭心症以外の胸痛をきたす疾患を除外するために行われる。

狭心症は発作時以外には心電図、心エコー検査では異常を指摘できない。運動時に胸痛がある労作性狭心症を疑う場合には、患者に心電図計を装着し、自転車をこぐ（エルゴメーター検査）、ベルトコンベアーを歩いてもらう（トレッドミル検査）などの運動負荷検査を行い、発作の起こる状況を再現する。これは運動負荷検査と呼ばれる。運動中にいつもと同様の発作が誘発され、その時点で心電図に典型的な所見（ST低下と呼ばれる）がとらえられれば、狭心症の診断が確定する。

諸検査ではっきり診断できないが疾患が強く疑われる場合には、確定診断のために、心臓カテーテル検査（冠動脈造影検査）が適応となる。今日かつて不可能であった造影剤を使用するCT検査でも冠動脈を描出するこ

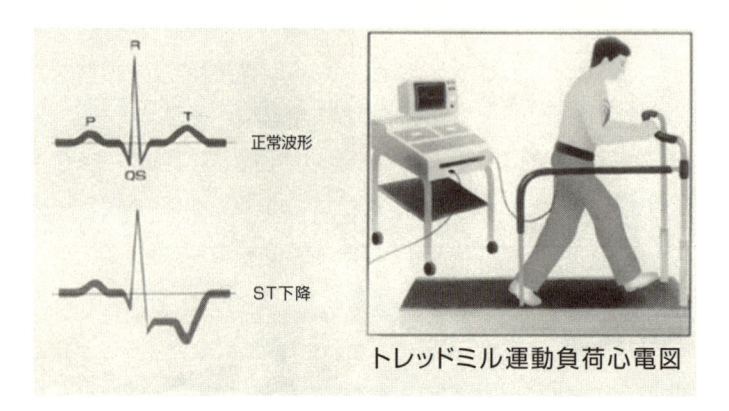

正常波形

ST下降

トレッドミル運動負荷心電図

とが可能になり、入院や侵襲的検査を嫌う患者には適応となる。しかし血管壁に石灰化を伴う場合など、狭窄の把握が困難で、最終的に冠動脈造影検査を行わざるを得ない場合もある。またCT検査で病変の存在が想定され、カテーテルを用いた治療が必要な場合にも冠動脈造影が必要となる。

心臓カテーテル検査（冠動脈造影検査）：

　カテーテルを表在の末梢動脈から挿入し、造影剤を冠動脈に注入することで、血管の狭窄病変を評価する方法である。心臓血管病を専門に扱う病院か、循環器内科を有する総合病院で行われる。病変はその狭窄度によって評価され、血管内径の75％以上の狭窄が有意病変（疾患の原因となりうる病変）とされることが多い。しかしみかけ上の狭窄が実際に虚血を生じ、症状の原因となっていることを実証するため、放射性同位元素を用いた運動負荷心筋シンチ検査や術中の血管内超音波検査（IVAS）が追加されることもある。

　動脈内にカテーテルを挿入する侵襲的検査であるため、患者の承諾（インフォームドコンセプト）を得るため術前の丁寧な説明が行われる。通訳者はおおよその検査の流れについて知識を得ておくことが望ましい。

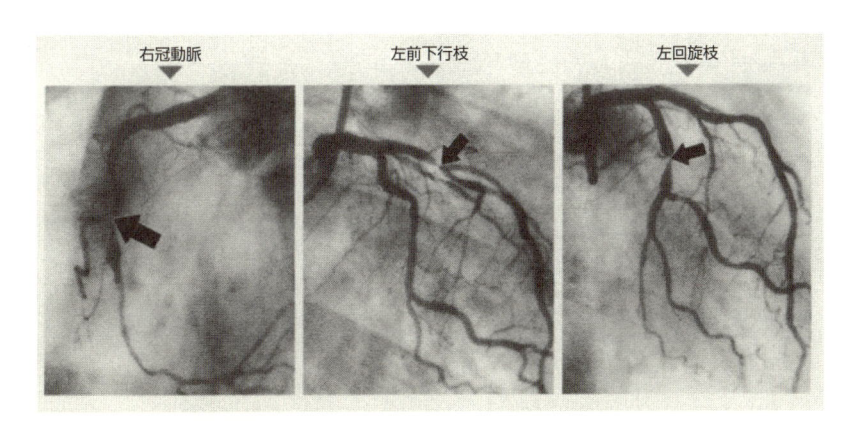

治療：

以上の検査により、症状の原因となる狭窄病変が明らかになった場合、薬物治療、冠動脈形成術、冠動脈バイパス手術のいずれかが選択される。

　最近は冠動脈形成術（PCI）が盛んであるが、基本は薬物療法である。一般に3枝病変（冠動脈3枝ともに有意病変が存在）で、PCIが困難な場合は手術が選択されることがあるが、その適応については施設により異なる。

　病状の不安定な狭心症（前述したような新規発病、発作の頻度、程度増加、ニトログリセリン舌下の効果がなくなる）は不安定狭心症と呼ばれ、冠動脈が閉塞しかかっていることが疑われるため緊急で冠動脈造影が行われる。検査の結果このような病変があれば、バルーンによる開大術や緊急手術が行われる。

　安定した狭心症に対しては、下記のような心臓の仕事量を減じ、冠動脈を拡張して症状を軽減する作用のある薬物を使用するとともに、心筋梗塞発症に関与する血栓予防の内服薬が投与される。病状が進行し、発症がコントロールできなくなればPCIを含むさらなる侵襲的な治療が必要となる。

内服薬：
　亜硝酸薬…冠動脈を拡張させ、血流を改善する。
　β遮断薬…心拍数、血圧などを下げ心臓の仕事量を軽減する。
　抗血小板薬…冠動脈内病変に血栓を形成することを防止する。

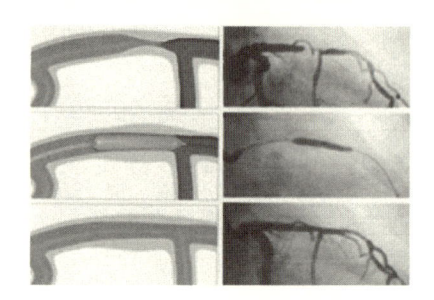

バルーン開大による治療

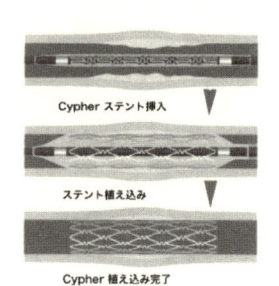

薬剤溶出ステントCypher植え込みによる治療

経皮的冠動脈形成術 (PCI)：
　表在の末梢動脈から挿入したバルーンで狭窄あるいは閉塞部を開大し、血流を再建しようという治療法である。バルーン開大と同時にステントと呼ばれる筒状のデバイスで病変部を内部から支持する場合が一般的である。PCI の問題は、数ヶ月以内にみられる再狭窄であるが、これを防ぐためステントに再狭窄を防止する薬物が施してある場合もある。しかしこの薬剤溶出ステントを用いた場合、一定期間、血栓予防のため二種類の抗血小板薬併用が必要となる。

冠動脈バイパス術 (CABG)：
　一般的に複数個所に病変をもつ多枝病変例や、PCI が困難な症例に行われることが多い。
　代表的な手術は大動脈本幹につないだ各種グラフトを、狭窄部を超えて冠動脈末梢に吻合し、病変部をバイパスすることによって血流を再建するものである。かつてグラフトとして下肢から採取した静脈が用いられていたが、経年劣化のために閉塞することも多く、最近はもっぱら動脈が使用される。手首の橈骨動脈や腹直筋動脈などの両端を切り取り、フリーグラフトとして用いるが、内胸動脈、胃大網動脈などを採取せず起始部はそのままに、末梢端のみ行き先を変更し、冠動脈に吻合する場合もある。

11-3　糖尿病

　診断は糖尿病治療のガイドラインに沿って行う。（下記は 2013 年度版であるが、定期的に改訂されるため、最新のものを参照することが望ましい）
　初回検査で、
　① 早朝空腹時血糖値 126mg / dl 以上
　② 75g 経口ブドウ糖負荷試験 (OGTT) 2 時間値 200mg / dl 以上

③　随時血糖 200mg / dl 以上
④　HbA1c (NGSP) 6.5% 以上

以上のうちいずれかを認めた場合は「糖尿病型」と診断する。

以上に該当しない場合は、別の日に再検査を行い、再び糖尿病型が確認されれば糖尿病と診断する。つまり単独の「糖尿病型」が2回以上、あるいは初回検査だけでも血糖値と HbA1c がともに糖尿病型（①〜③のいずれかと④）が確認されれば、糖尿病と診断してよい。

本症例では空腹時血糖が 122mg / dl であるため、正常範囲ではないものの「糖尿病型」ではないので糖尿病とは診断できない。メタボリックシンドローム（血糖 110mg / dl 以上）は糖尿病診断基準に該当する一歩手前のレベルの血糖である。禁煙をふくめた生活習慣の改善をはじめ、減量のための食事指導、運動指導を行いながら血液検査を繰り返し、経過を観察することになる。

糖尿病の治療：
　基本は肥満の改善による適正な体重の維持、その体重を維持するに足りるだけの過不足ない食事・運動療法である。必要カロリーは最後に紹介する算出方法があるので、参考にしていただきたい。冒頭で述べたように、メタボリックシンドロームに合併しない、絶対的にインスリンの不足したやせたタイプ、あるいはインスリン依存性のⅠ型糖尿病もあり、治療も別扱いとなる。
　糖尿病の薬物治療については最近多種多様の作用機序の薬物が使われるようになった。詳細は成書にゆずるが、インスリンを含めた薬物を、糖尿病の重症度、病態にあわせテーラーメイドに使用する。インスリンについては比較的早期に、膵臓が疲弊しきる前に保護的に行われる傾向にある。

高血圧症：

（診察室）血圧に基づいた脳心血管リスクの層別化

リスク層 (血圧以外の予後影響因子)	Ⅰ度高血圧 140-159/ 90-99mmHg	Ⅱ度高血圧 160-179/ 100-109mmHg	Ⅲ度高血圧 ≧180/ ≧110mmHg
リスク第一層 （予後影響因子がない）	低リスク	中等リスク	高リスク
リスク第二層 （糖尿病以外の1〜2個の危険因子、3項目を満たすMetSのいずれかがある）	中等リスク	高リスク	高リスク
リスク第三層 （糖尿病、CKD、臓器障害／心血管病、4項目を満たすMetS、3個以上の危険因子のいずれかがある）	高リスク	高リスク	高リスク

初診時の高血圧管理計画

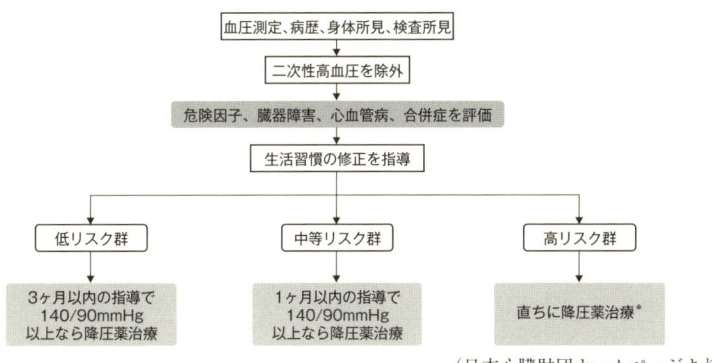

```
血圧測定、病歴、身体所見、検査所見
        ↓
二次性高血圧を除外
        ↓
危険因子、臓器障害、心血管病、合併症を評価
        ↓
生活習慣の修正を指導
        ↓
┌───────────┼───────────┐
低リスク群    中等リスク群   高リスク群
    ↓           ↓           ↓
3ヶ月以内の指導で  1ヶ月以内の指導で  直ちに降圧薬治療*
140/90mmHg    140/90mmHg
以上なら降圧薬治療 以上なら降圧薬治療
```

（日本心臓財団ホームページより）

　高血圧患者は、適宜改訂されるがガイドラインにそって、血圧値と、併せ持つ心・脳血管病のリスク、臓器障害の組み合わせから層別化され、それぞれの患者における治療の緊急性が判定される。ガイドラインは2014年に最新版が示され、血圧値の分類名称が若干変更された。（従来の正常高値血圧：130-139/85-89mmHgと正常血圧：120-129/80-84mmHgを合わせて正常域血圧という呼び方を提唱）さらに、変動しやすい受診時の血圧よりも家庭血圧が優先され、具体的な測定方法にも言及された。今後診

断、治療についても変化する可能性がある。本稿では7表に示す2009年のガイドラインに基づき、従来から行われている診断、治療の流れを見て行く。

　高血圧はその値により、正常高値血圧、Ⅰ度高血圧、Ⅱ度高血圧、Ⅲ度高血圧に分類されている。高血圧患者は、心・脳血管症のリスク、臓器障害と血圧値により低、中等、高リスク群に分類され、「直ちに薬物療法を始める」、「1～3ヶ月の生活習慣修正の指導を経ても血圧が下がらない場合に薬物療法を始める」などのグループに振り分けられる。

リスク層別化に関係する臓器障害の評価：
　高血圧においては、それ自体がただちに疾患を起こすというより、一心拍ごとに全身の血管壁にかかる圧負荷が、長期間持続することにより血管壁を障害し、結果としてさまざまな臓器障害を惹起する。たとえば冠動脈硬化による狭心症、脳動脈硬化による脳卒中、腎臓動脈硬化による腎機能低下などであるが、心不全は左室壁への圧負荷が持続することにより心収縮機能もしくは拡張機能が低下することで起こる。
　これらの臓器障害は現存する高血圧の重症度を反映する。臓器障害を評価するための検査は下記のものがある。

　心電図：高血圧によって生ずる心臓壁（左心室壁）の肥大の有無、左房
　　　　　負荷を推定する。
　心エコー検査：左室内腔の拡張、左室壁肥、厚壁運動の異常（心筋梗塞
　　　　　の有無）を検出し、心機能の評価を行う。
　血液検査：腎機能低下と、続発する貧血の有無、ホルモン異常などを検
　　　　　出する。
　頚動脈エコー：頚動脈の動脈硬化の状態を調べ、脳血管、冠動脈の動脈
　　　　　硬化を予想する。

脈波検査：四肢で血圧測定を行うことにより全身の血管の老化度、下肢の動脈硬化による狭窄病変の有無を調べる。

眼底検査：眼底の動脈、静脈の状態を観察し、全身の動脈硬化の状態を推定する。

減塩食指導や運動療法などの指導を行いながら、以上の検査結果による臓器障害と、高血圧の程度から高リスクと判断された場合、薬物治療が開始される。始めに述べたように、高血圧症の中には腎疾患や内分泌異常など、原因が明らかで治療の異なる二次性と呼ばれる高血圧症があり鑑別が必要であるが、本稿ではメタボリックシンドローム関連の高血圧症を扱っているため詳細は述べない。

高血圧に関連した生活習慣の修正項目を下記に示す。（日本高血圧学会）
1. 減塩　6g／日未満。
2. 食塩以外の栄養素 野菜・果物の積極的摂取*。
コレステロールや飽和脂肪酸の摂取を控える。魚（魚油）の積極的摂取。
3. 減量　BMI（体重 (kg) ÷ ［身長 (m) × 身長 (m)］）が 25 未満。
4. 運動　心血管病のない高血圧患者が対象で、中等度の強度の有酸素運動を中心に定期的に（毎日 30 分以上を目標に）行う。
5. 節酒　エタノールで男性は 20–30ml／日以下、女性は 10–20ml／以下。
6. 禁煙。

*重篤な腎障害を伴う患者では高カリウム血症をきたすリスクがあるので、野菜・果物の積極的摂取は推奨しない。糖分の多い果物の過剰な摂取は、特に肥満者や糖尿病などのカロリー制限が必要な患者では勧められない。

薬物療法：

薬物としては次のようなものがあり、合併する糖尿病や狭心症、不整脈、腎機能障害などの有無により使い分けられる。
作用機序により分類すると
循環血液量の減少・・・利尿薬
血管拡張・・・ACEI（アンギオテンシン変換酵素阻害薬），ARB（アンギオテンシン受容体拮抗薬）、カルシウム拮抗薬
心収縮力減弱・・・β遮断薬

本症例の血圧：
血圧は 132 / 98mmHg と拡張期圧が 90mmHg を超えている。
血圧分類の表からは、Ⅰ度の高血圧である。さらにメタボリックシンドロームがあるため、現時点では中等度のリスク群に分類され、1ヶ月以内の生活指導後になお 140 / 90mmHg を超えておれば降圧薬治療開始となる。今後さらなる検査で狭心症が明らかとなれば、臓器障害を有する高リスク群に分類され、その時点で薬物治療開始となる。

最後に生活指導に必要な他のパラメーターについて、少し補足説明しておく。
① 肥満度
肥満度は減量、必要運動量の決定において重要な指標となる。
これは体重 (kg) を身長 (m) の二乗で割った体表面指数（BMI 値）と呼ばれる数値を用いて表わされる。
BMI 値 18.5 未満で「やせ」、18.5 以上 25 未満で「標準」、25 以上 30 未満で「肥満」、30 以上で「高度肥満」とされる。症例の患者の場合、BMI 35.0 で高度肥満と判定される。
本指標は本来あるべき体重、必要な 1 日カロリーを計算するためにも利用される。

② 目標体重の決定と、1日必要カロリーの計算

体表面指数 (BMI) 22 を目標体重とする。

標準体重 (kg) = BMI (22) × (身長 m) の二乗

身長 164cm の人の標準体重は　　22 × 1.64 × 1.64 = 59.2kg である。

体重あたりの1日必要カロリーはその人の活動性により算出する

軽労作（デスクワークが主なひと、主婦など）：25 – 30kcal / kg

普通の労作（立ち仕事の多い職業）：　　　　30 – 35kcal / kg

重い労作（力仕事の多い職業）：　　　　　　35kcal / kg 以上

本症例については軽労作と考えると1日必要カロリーは、

目標とする標準体重において　59.2 × 30 = 1776kcal に対し

現体重を維持するために　　　94 × 30 = 2820kcal であるから、

両者の差である過剰分のカロリー（1044kcal）を運動と食事制限で消費する必要がある。

ほかにも体重1kgを減量するのに約7000kcalを消費する必要があるこ

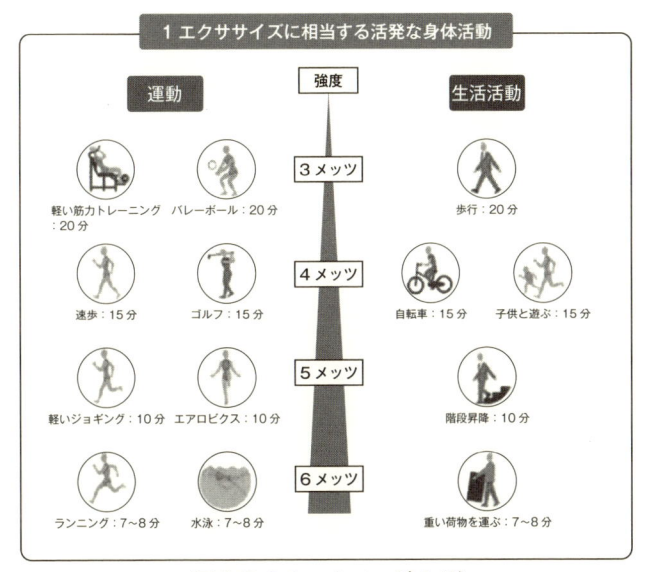

1 エクササイズに相当する活発な身体活動

運動　　　　　強度　　　　　生活活動

3メッツ
- 軽い筋力トレーニング：20分
- バレーボール：20分
- 歩行：20分

4メッツ
- 速歩：15分
- ゴルフ：15分
- 自転車：15分
- 子供と遊ぶ：15分

5メッツ
- 軽いジョギング：10分
- エアロビクス：10分
- 階段昇降：10分

6メッツ
- ランニング：7～8分
- 水泳：7～8分
- 重い荷物を運ぶ：7～8分

（厚生省のホームページより）

とから、これを1ヶ月もしくは2ヶ月で減量する計画を立て、1日あたりに減らすべきエネルギーを計算する方法もあるが、指導は栄養士、医師により異なる。

また運動療法でカロリーを消費する場合、上の図のような各運動の種類による消費エネルギーの違いを認識しておくとよい。

③　METs（メッツ）/ Ex（エクササイズ）/ 運動による消費カロリー

METsとはMetabolic equivalentsの略で、活動・運動を行った時に安静状態の何倍の代謝（カロリー消費）をしているかを表している。つまりどれだけ激しい運動であるかの指標といってよい。

・1METs（メッツ）＝座って安静にしている状態。
・3METs（メッツ）＝通常歩行程度。

Ex（エクササイズ）はMETs×時間で計算され、行った総運動量を表わす。

また運動による消費カロリー (kcal) は次の計算式で計算される。

消費カロリー (kcal) = 1.05×メッツ×時間×体重 (kg)

この式を用いて、減量に要するカロリーを運動量に換算し、患者が行うべき運動量を知ることもできるが、簡便な目標として厚生労働省は3.0METs以上の活動を週に23Ex以上行うことを推奨している。

食事指導では、総カロリーも重要ながら、その栄養バランスも重要となる。望ましい食事バランスとして、厚生労働省のホームページに目標とすべきバランスガイド（英文も）が示されている。もし患者に著しい食事内容の片寄り（例えば脂質過剰など）があれば修正する必要が生じるが、患者の国籍による食文化の特異性も考慮しなければならない。

また最近、目標とすべき栄養バランスに関して「糖質ダイエット」など糖尿病治療の観点から諸説の提言がなされるようになってきている。異論もあり未だ定説にはなっていないが、関心を持って注目していくことも重要である。

12. 栄養指導

茨城県立こども病院　栄養科　科長

加藤　かな江

はじめに

　「栄養指導」とは、栄養士または管理栄養士による栄養知識の伝達と食生活面の具体的な指導・支援によって、対象者の健康の維持・増進をはかろうとする活動のことである。対象者とは、市町村の保健センターで乳児検診を受診する乳幼児から、幼稚園・小学校・中学校・高校に通う児童・生徒、妊娠中の妊婦、健康診断や人間ドックを受診する人、糖尿病や高血圧などいわゆる生活習慣病で病院に通う患者さん、さらには病気やけがで病院に入院・治療中の患者さん、退院後に自宅にいても口から食事をすることができず、鼻や胃を通して入れたチューブから栄養剤を注入して栄養管理を行っている人など、あらゆる人々が対象となる。

　患者の治療にあたっては、いろんな局面で栄養に関する話題が出るので、医療通訳者にとって栄養指導についての知識は重要である。本章では、実際の栄養指導について具体的に説明する。医療通訳時に必要な実戦的な知識となれば幸いである。

12-1. 栄養士および管理栄養士の定義

　栄養指導は、栄養士も管理栄養士もどちらも行うことができるが、管理

栄養士は国家資格であり、より高度な専門知識で栄養指導を行うことができる専門職ということができる。

12-2. 医療機関における栄養指導

病院や診療所等の医療機関における栄養指導は、治療の一環として行われる食事療法を理解する上で大変重要である。栄養指導は医療機関への外来通院時や入院中など様々な場面で行われ、個人を対象として行われるだけでなく、集団を対象として行われる場合もある。

外来栄養食事指導
病院に通院中の患者さんに対して、管理栄養士が医師の指示に基づき、患者さんごとにその生活条件や嗜好を考慮した食事計画を作成し、概ね15分以上行う指導のこと。対象は、患者さんはもちろんのこと、ご家族やキーパーソンとなる人を対象に行うこともある。

入院栄養食事指導
病院の入院中の患者さんに対して、外来栄養食事指導と同様に管理栄養士が医師の指示に基づき行う指導のこと。

集団栄養食事指導
先に述べた外来および入院栄養食事指導は、個人を対象した栄養指導であるのに対し、同じ疾患を持つ複数の患者さんを対象に一度に栄養指導を行う「集団栄養食事指導」もある。

糖尿病透析予防管理料
平成24年の診療報酬改定において定められた、糖尿病による透析予防

のための指導として、管理栄養士だけでなく、医師、看護師または保健師と管理栄養士で構成された透析予防診療チームによって行われる指導。

病院に通院する糖尿病患者さんのうち、ヘモグロビン A1c (HbA1c) が6.5％以上または内服薬やインスリン製剤を使用している患者さんのうち、糖尿病性腎症第2期以上の患者さん（現に透析療法を行っている者を除く）に対して行われる。

具体的な内容としては、日本糖尿病学会の「糖尿病治療ガイド」等に基づき、患者さんの病期分類、食塩制限及びタンパク制限等の食事指導、運動指導、その他生活習慣に関する指導である。

在宅患者訪問栄養指導

栄養指導の中には、在宅で療養を行っており通院が困難な患者さんに対して自宅に管理栄養士が訪問して栄養食事指導を行う「在宅患者訪問栄養食事指導」もある。

これは、在宅で療養を行っており、食事療法が必要だが通院が困難な患者さんに対して管理栄養士が自宅を訪問して患者さんの生活条件や嗜好を考慮した食事計画案や具体的な献立を示して、患者さんやその家族等に対して調理をあわせて行う指導である。在宅患者訪問栄養食事指導に要した交通費は患者さんの負担となる。

1）栄養指導の実際

栄養指導の方法は、対象者の疾患や理解度、または実施する管理栄養士によって違いはあるが、栄養指導に要する時間は30～60分程度、場所はその病院や診療所の栄養指導室などで行われる。栄養指導の進め方としては、最初に食事療法の説明、次に患者さんの食生活・身体状況・検査項目などの説明、そして食事療法を行うための方法の説明がある。

食事療法を実行する方法としては、PDCAサイクルといわれる方法で行

われることが多い。PDCAサイクルとは、P：plan（計画）　→　D：do（実行）　→　C：check（評価）　→　A：action（改善）の4段階を繰り返すことでステップアップしながら継続的な改善を実践する手法のひとつである。概ね以下のような流れで実施される。

初回栄養指導
①　食事療法の目的の説明：対象者になぜ食事療法が必要なのか？　また食事療法を行うことでどのような改善がされるのか？　について管理栄養士から説明がされる。
②　食生活の説明：対象者の食事内容の聞き取りや記録から管理栄養士が摂取エネルギーやたんぱく質、塩分などの量の算出や栄養バランスの評価を行い説明がなされる。事前に数日間の食事記録や写真撮影をするよう指示されることもある。
③　身体状況の説明：対象者の身長・体重・腹囲などの身体計測値や血圧、血糖値、肝機能検査値、腎機能検査値、コレステロールや中性脂肪など食事の影響があると考えられる項目をもとに対象者の現在の状況についての説明がなされる。
④　食事療法の方法の説明：食事療法を行うにあたっての具体的な方法（プラン）の説明がなされる。…P
⑤　次回栄養指導の予約：病状によっても違うが、栄養指導は通常月に1回程度実施されることが多いので、最後に次の栄養指導の予約がきまる。…P
⑥　対象者は次回の栄養指導まで栄養士または管理栄養士の指導に基づき④のプランを実行する。…D

2回目栄養指導
①　食事療法の実行度の確認：管理栄養士からの聞き取りなど初回栄養指導の⑥（プラン）の実行度の確認がなされる…C

② 食生活の確認：食事記録表などをもとに算出した栄養量やバランスに関して指導前や前回の指導時との比較および評価がなされる。…A
③ 身体状況の説明：対象者の身体計測値や血液検査値に関して指導前や前回の指導時との比較及び評価がなされる。…A
④ 食事療法の方法：食事療法の次の新しい方法（プラン）の説明がされる。前回の指導内容が実行できていない場合は、前回と同様のこともある。…P
⑤ 次回栄養指導の予約…P
⑥ 対象者は初回時の栄養指導終了後同様に次回栄養指導まで④のプランを実行。…D

3回目以降の栄養指導へと続く。

2）疾患別の食事療法

栄養指導は対象者の疾患や病状の改善が目的であるが、具体的な方法は疾患によって様々である。今回は、栄養指導対象の代表的な疾患である糖尿病に対する食事療法の方法について説明する。

糖尿病にはインスリン依存型の1型糖尿病と非インスリン依存型の2型糖尿病に分けられ、日本人に多いのは非インスリン依存型の2型の糖尿病ある。2型糖尿病の食事療法について日本糖尿病学会が以下のように述べているので紹介する。

2型糖尿病における食事療法は、総エネルギー摂取量の適正化によって肥満を解消し、インスリン作用からみた需要と供給のバランスを円滑にし、高血糖のみならず糖尿病の種々の病態を是正することを目的としている。インスリンの作用は糖代謝のみならず、脂質ならびに蛋白質代謝など多岐に及んでおり、これらは相互に密接な関係をもつことから、食事療法を実

践するにあたっては、個々の病態に合わせ、高血糖のみならず、あらゆる側面からその妥当性が検証されなければならない。さらに、長期にわたる継続を可能にするためには、安全性とともに我が国の食文化あるいは患者の嗜好性に対する配慮が必須である。諸外国においても、生活習慣の介入による肥満の是正を重要視し、そのために総エネルギーを調整し、合併症に対する配慮の上で三大栄養素のバランスを図ることが推奨されている。

　しかし、各栄養素についての推定必要量の規定はあっても、相互の関係に基づく適正比率を一意に定めるに十分なエビデンスに乏しい。このため、三大栄養素のバランスの目安は健常人の平均摂取量に基づいているのが現状であるが、糖尿病では動脈硬化性疾患や糖尿病腎症など種々の臓器障害を合併することから、予防のためのそれぞれの食事療法が設定されている。

〇糖尿病における炭水化物摂取について

　肥満の是正は、糖尿病の予防ならびに治療において重要な意義を有する。体重の適正化を図るためには、運動療法とともに積極的な食事療法を指導すべきであり、総エネルギー摂取量の制限を最優先とする。低糖質食のように総エネルギー摂取量を制限せずに、炭水化物のみを極端に制限して減量を図ることは、その本来の効果のみならず、長期的な食事療法としての遵守性や安全性など重要な点についてこれを担保するエビデンスが不足しており、現時点では薦められない。特に、インスリン作用が著しく不足した状態において想定される、体たんぱく異化亢進などの栄養学的問題は、これを避けなければならない。

　一方で、先に述べたように、体重を効果的に減量させるための一つの手段として炭水化物摂取量について論議がなされている。しかし、欧米の研究においては対象となる体格指数（BMI ボディマスインデックス　※①）は肥満度2以上（30以上）のことが多く、日本人の糖尿病の病態に適した炭水化物摂取量については、いまだ十分なエビデンスが揃っている

とは言えない。社会的なコンセンサスを得る上においても、今後日本糖尿病学会として積極的に調査・研究の対象とすべき課題である。

とはいえ、炭水化物は食後の血糖値を上昇させる強い作用がある。炭水化物の種類や調理方法により、血糖値の上昇の速度が違うため、最近では食品中に含まれる炭水化物量を考慮したカーボカウント（※②）やグリセミック・インデックス（GI値　※③）による食事療法も一部で進められている。

○栄養素摂取比率について

糖尿病における三大栄養素の推奨摂取比率は、一般的には、エネルギー比として炭水化物 50～60％（150g／日以上）、たんぱく質 20％以下を目安とし、残りを脂質とする。この炭水化物の推奨摂取比率は、現在の日本人の平均摂取比率がこの範囲にあり、他の栄養素との関係からも妥当と考えられるが、糖尿病腎症などの合併症の有無や他の栄養素の摂取比率・総エネルギー摂取量との関係の中で、炭水化物の摂取比率を増減させることを考慮しても良い。

例えば、身体活動量が多い場合には、炭水化物の摂取比率を 60％以上に高めることも考慮されるが、食後高血糖や単純糖質の過剰摂取などには十分な注意が必要である。

一方、腎障害や脂質異常症の有無に留意して、たんぱく質、脂質の摂取量を考えて、患者の嗜好性や病態に応じて炭水化物の摂取比率が 50％を下回ることもある。また、脂質摂取量の変化とともに糖尿病が増加していること、糖尿病が心血管疾患の大きな危険因子であることから、脂質摂取比率の上限は可能な限り 25％とするが、n-3系不飽和脂肪酸（※④）の摂取量を増やしてトランス脂肪酸（※⑤）を抑えるなど、脂肪酸構成にも十分な配慮が必要である。

たんぱく質については、糖尿病患者の高齢化に伴い、潜在的な腎障害の合併例が増していることに留意し、慢性腎臓病（CKD）にあってはその指針

に従う。また、食物繊維は20g／日以上、食塩制限は、高血圧合併例では6g／日未満とする。

3）栄養指導の例

　ではここで、先述の糖尿病学会による食事療法の方法を踏まえて、実際の病院での栄養指導の様子を一般的な糖尿病を例に挙げて再現してみるとしよう。糖尿病と診断されたA氏が妻と一緒に初めての栄養指導を受けるため、栄養指導室にやってきたところである。

栄養士：こんにちは、Aさんですね。本日、栄養指導を担当する栄養士の加藤です。

A氏：はい、Aです。宜しくお願いします。

栄養士：Aさんは、B先生から「血糖が高めなので、栄養指導を受けてください」と言われて栄養指導に来られたのですね？

A氏：はい、そうです。会社の健康診断では数年前から血糖が高めだとは言われていたのですが、特に自覚症状もなく今まできました。B先生から最近急に血糖が上がってきているから、食事療法をしっかりやるようにと言われましたが、私は仕事柄、昼間はほとんど外食で、夜も接待で飲むことが多いです。それなのに、食事療法なんてできるのでしょうか？　朝や週末は家で食事をしますが、食事はほとんど妻にまかせきりです。それなので、今日は妻にも一緒に来てもらいました。

妻：私も食事療法なんて初めてなので…。ちゃんとできるのか心配です。

栄養士：わかりました。では、Aさんの食事療法が効果的に進められるように奥さまにも糖尿病の食事療法について一緒に勉強してもらいましょう。

　糖尿病の食事というと制限食のイメージを持つかもしれませんが、決して特別な食事ではありません。糖尿病の食事療法では、正しい食習慣とともに過食を避け、偏食せずに、規則正しい食事をすることで、血糖のコントロールを良くし、合併症を防ぐ効果があるとともに、健康で長生きするための食生活の原則を身につけることができます。つまり、糖尿病患者さんに特別な食事があるのではなく、糖尿病食は万人に通じる健康食といえます。

A氏：そうなんですね。あれは食べちゃダメ、これも食べちゃだめって言われるとビクビクしてました。

妻：これから私も夫と同じ糖尿病食を食べていると健康になることができるのですね。

栄養士：そうです。糖尿病食はご家族皆さんで一緒に実行できる食事療法なのです。

【解説】このように、実際の栄養指導においては、最初に栄養士から食事療法を導入するための説明があり、その後、具体的な食事療法の方法についての指導がある。

栄養士：さて、まず最初にAさんの現状を把握するために、身長や体重を教えてください。

A氏：先ほど看護師さんに計ってもらったら、身長は167cm、体重は

80kgでした。

栄養士：BMIは28.7kg/m²なので、日本肥満学会の基準ではAさんは肥満度1ということになります。肥満は糖尿病の原因になるとともに悪化させることもあるので、糖尿病の治療には肥満の改善も重要になってきます。
　　　つぎに、普段の食事について聞かせてください。今日は、3日分の食事記録表をつけてきていただいておりますが、それによると、朝食はいつもコーヒーを飲んでいるようですね。
　　　他には何か食べていますか？

妻：朝早く出勤するので、朝食は6：30頃にコーヒーをブラックで1杯だけです。

栄養士：その後、お昼までに何か食べたり飲んだりしますか？

A氏：何かを食べることはありませんが、缶コーヒーを2本くらいは飲みます。

栄養士：なるほど、缶コーヒーを2本程度ですね。昼食についてはどうですか？　先ほどほとんど外食とおっしゃっていましたが、どのようなものを食べますか？

A氏：昼食は、ざるそばだったり、とんかつだったり…その日によって違います。

栄養士：わかりました。その後の食事についても教えてください。

A氏：午後3時に会社で事務員さんが必ずお茶と一緒にお菓子を出してくれるので、いけないと思っていてもついつい食べちゃいますね。夕食は週に3回は、ビールや日本酒を飲みながら外で食べます。あとの日は家に帰ってから夕食を食べますが、晩酌は欠かせないですね。

妻：たまにはお酒を休んで、休肝日を作るようにとは言っているんですけど…。

A氏：お酒を飲む時は、ご飯は食べないようにして気をつけていますよ。

栄養士：なるほど、よくわかりました。朝食〜午前中はコーヒーだけなので、過食ではありませんが、かえって栄養量が少なすぎるために、空腹で昼食を食べすぎてしまうことがあるかもしれません。また、そばやとんかつのように単品の料理は栄養バランスがあまり良いとは言えません。午後のお菓子も食べて、夕食にはいつもお酒を飲まれるのですね。今の食生活は、1日トータルの摂取量は多くはないようですが、比率として午後に多く栄養を摂っていることになります。また、そばやどんぶり物、午後のお菓子、夜の飲酒など炭水化物の摂取が多く、これらは血糖が上がりやすい食べ方になります。

【解説】このように栄養指導においては、糖尿病の食事療法は、良好な血糖コントロールを保ちながら、合併症を防ぐことを目的としている。そのために、(1)適正なエネルギー量の食事(2)栄養バランスの良い食事(3)血糖コントロールを良くする食べ方をすることが基本となる。

　適正なエネルギーというのは、太ったりやせ過ぎたりしないちょうど良い体重を保ちながら、日常生活を送るのに必要なエネルギー量のことである。適正なエネルギー量は身長、体重、年齢、日々の過ごし方などによっ

てひとりひとり違うので主治医が決定する。

　適正なエネルギー（指示エネルギーとも言います）が決まったら、次に、栄養士から、健康を保つための必要な栄養素を過不足なく摂るために、「糖尿病食事療法のための食品交換表」を参考にどのような食品をどれだけ、どのような時間配分で食べるかの指導が行われる。

1日の適正な摂取エネルギー量の計算方法
　　摂取エネルギー量 (kcal)
　　　＝標準体重（標準体重kg＝身長 m×身長 m×22）×
　　　　身体活動量（kg/kg 標準体重）
参考：身長176cm、体重85kg、軽い労作のAさんの場合
　　　　(1.67×1.67×22)×30＝1841≒1840kcal

栄養士：今回、B先生からAさんは1日1840kcal摂取してくださいと指示がありました。これから、どのように食べたらよいかを、「糖尿病食事療法のための交換表」を使って勉強していきましょう。
　　　　交換表では、卵1個、ジャガイモ1本、バナナ1本などのように、日常生活で良く食べる量が約80kcalであることから、1単位を80kcalと決めています。また、食べ物を栄養素によって6つのグループに分けています。穀物の仲間の表1、果物の仲間の表2、魚や肉、大豆などの表3、牛乳などの表4、油などの表5、野菜やきのこ、海藻類の表6です。それらを指示通りに食べると、自然とバランスがとれるようになっています。なお、交換表には、それぞれの食品の1単位の量が書かれていますので、Aさんの場合は、1日1840kcal（23単位）になるように各グループから食品を選んで献立を作ればよいことになります。具体的には、表1のご飯のグループでは毎食4単位ずつ、表2の果物は1日の中で1単位、魚や大豆製品、卵やチーズ、肉などの表3は朝

食に1単位、昼食と夕食はそれぞれ2単位、乳などの表4も表2と同じように1日の中で1.5単位、油やピーナツなどの表5は1日の中で1.5単位、野菜や海藻、きのこなどは毎食0.4単位ずつ食べるようにしましょう。

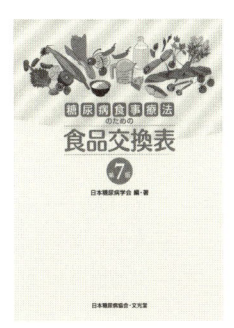

日本糖尿病学会編・著：糖尿病食事療法のための食品交換表
第7版、表紙、日本糖尿病協会・文光堂、2013より引用

妻：では、朝食は今までコーヒーだけでしたが、表1を4単位、表3を1単位、表6を0.4単位は確実に摂らないとならないのですね。糖尿病というと、食べてはいけないものだと思っていましたが、かえってちゃんと食べることができるんですね。では、朝食は毎日交換表をみながらメニューを考えるようにします。お昼もお弁当を作って持たせれば、食事管理がきちんとできますね。

栄養士：そうですね、明日からは朝食は奥さまと一緒に召し上がってから会社に行くようにされると良いですね。お昼も奥さまの愛妻弁当にすると栄養バランスが良い食が摂れますね。Aさんも何かご自身でできることはありますか？

A氏：妻に作ってもらった朝食や昼食をしっかり食べれば15時にはお腹がすかなくなるので、お菓子を食べなくても我慢ができそうです。それに、せっかくだから、血糖が下がるまではお酒も飲まないよう

にします。

栄養士：それは良いですね。では、早速、奥様には朝・昼・夕食のお食事を先生の指示や交換表に従って作ってもらうことにしましょう。Aさんは、今まで飲んでいた缶コーヒーや晩酌のお酒を控えるようにしましょう。
　　　　次の栄養指導の予定は1ヶ月後になります。それまで今日たてた目標を守ってみてください。次回の予定日は〇月〇日の〇〇時からになります。その時は、どのくらい実行できたかを確認したいと思います。では、お大事にしてください。

【文中の注釈】
※① BMI
　身長と体重から算出される人の肥満度を表す体格指数のこと。一般にBMI (Body Mass Index) と呼ばれる。体重kg／身長m^2で求められる。

日本肥満学会の肥満基準

状態	指標
低体重（痩せ型）	18.5 未満
普通体重	18.5 以上、25 未満
肥満（1度）	25 以上、30 未満
肥満（2度）	30 以上、35 未満
肥満（3度）	35 以上、40 未満
肥満（4度）	40 以上

※②カーボカウント
　欧米では、すでに糖尿病の標準的な治療法の一部となっており、米国糖尿病協会（ADA）のガイドラインでも、信頼性の高い方法として推奨されている方法。食品に含まれる栄養素と食後の血糖値の変動の関係もとに、

食品中の炭水化物量を調整して食後の血糖値を目標範囲内におさめる方法。(Diabetes Care. 2013; 36：S1-S110)

※③グリセミック・インデックスまたは GI 値 (glycemic index)
　炭水化物が体内で消化され糖に変化する速度を相対的に表す数値。1981年にデヴィッド.J.ジェキンズ博士らが食品による血糖値の上がり方の違いを発見し提唱した。

※④ n-3 系不飽和脂肪酸
　3 系不飽和脂肪酸とは、カルボキシル基 (-COOH) から見て最後に位置する二重結合が、分子の最後のメチル基 (CH_3) 末端から 3 番目の炭素原子にある脂肪酸のことを表す。ヒトでは n-3 系不飽和脂肪酸は生合成出来ない。n-3 系脂肪酸は青魚に多く含まれる。

※⑤トランス脂肪酸
　液体の油脂から半固体、固形の油脂を作る工程や油脂中の不純物を除去する工程で生成される脂肪酸。WHO や FAO では脂肪酸摂取量をエネルギー摂取量の 1%未満とするよう勧告している。トランス脂肪酸は、取りすぎた場合、血液中の悪玉コレステロールを増やし善玉コレステロールが減ることが報告されている。

【海外の栄養に関する情報】
　公益社団法人日本栄養士会の HP では、海外の健康・栄養に関連する主な公的機関のサイトを紹介している。

　公益社団法人日本栄養士会トップページ→リンク集→海外の健康・栄養情報と関連機関のページ (http://www.dietitian.or.jp/link/foreign/index.htm) には、海外の栄養士会や国際機関、各国の保健機関・ネットワーク、

代表的な米国の保健機関、健康・栄養情報とデータベース、健康・栄養情報の検索、海外の健康・栄養関連学会・学術誌などにアクセスできるようになっており、国連機関や諸外国の栄養士会・学会の情報をみられるので参考にされたい。

【参考文献およびウェブサイト】
栄養士法
日本糖尿病学会　http://www.jds.or.jp/
厚生労働省　http://www.mhlw.go.jp/
　　肥満って、どんな状態？　http://www.mhlw.go.jp/topics/bukyoku/kenkou/seikatu/himan/about.html
　　糖尿病の治療法は？
　　http://www.mhlw.go.jp/topics/bukyoku/kenkou/seikatu/tounyou/treatment.html
日本糖尿病学会編・著　『糖尿病食事療法のための食品交換表　第7版』
http://www.jds.or.jp/modules/publication/index.php?content_id=3
独立行政法人国立健康・栄養研究所「健康食品」の安全性・有効性情報
https://hfnet.nih.go.jp/
公益社団法人日本栄養士会　http://dietitian.or.jp/link/foreign/index.htm#fo06

「栄養指導の通訳」

　内容は簡単なのに、意外と難しいのが栄養指導の通訳です。
　糖尿病や高血圧などの成人病患者には、診察のほかに栄養士による栄養指導や食事指導があります。その際に通訳が同行するんですが、これが難しい。
　私は南米にいるとき、野菜を使った食生活改善の仕事をしていました。その中で、人間にとって食はもっとも「保守的」な本能なのだとしみじみ感じました。食べることは生きる喜びです。育ってきた環境や文化を背景としたものを食べて私達は成長します。そこには育ててくれた人々や社会の嗜好が色濃く反映されます。
　私は南米の家庭料理、アロス・コン・レチェというご飯を牛乳で甘く煮たものがどうしても食べられない（というか許せない！ご飯に牛乳なんて……）のですが、ブラジルの人は豆を甘く煮たおはぎは嫌いだと言います。ところ変われば、人の嗜好は様々です。
　一般的な日本食を食べている人の場合、お肉を大豆に代用したり、魚に代用するのは、よほどの肉好きでない限り、そんなに苦ではありません。でも、肉を主食として生活してきた人たちには、私たちの白いご飯がなくなるに等しい感覚であったりします。軽く「肉はやめましょう」という言葉の中に死刑宣告にも近い響きを感じることもあるのです。
　ただ、難しいのはそこではなくて、食事内容の聞き取りです。今朝何を食べましたか？　昨日夜何を食べましたか？　という質問に「野菜スープ」とか「りんご」とか答えるのですが、いかにも「正解」を答えているようで、「本当？」と聞き返したくなるときがあります。通訳者は予見をさしはさんではいけないんですが、野菜スープとりんごではその身体にはならないだろう……とか思ってしまうんですね。
　それを、糖尿病の講義をしてくださったQ先生に話すと、それは文化の問題ではなく、日本人も同じですよと言われました。通訳者はいかにも……な嘘をついているみたいで、なんとなく後ろめたい思いをするんですが、世界共通の患者像だったのですね。Q先生を通して成人病の栄養指導の難しさを垣間見た気がしました。

〈村松紀子〉

13. 医療通訳における医療ソーシャルワーカー (MSW) の役割

茨城県立こども病院　メディカルソーシャルワーカー

木村　仁美

茨城県立こども病院　副院長

連　利博

はじめに

　私たちが安定した生活ができなくなる原因にはさまざまな理由があるが、"病気になる" ことは特に重大な原因となりうる。病気の発覚後、病院・治療選択、入院療養、在宅療養を経ることになるが、社会復帰となるまでに必ずしも順調に進むわけではない。なぜなら、治療に伴う心身の衰えや容姿変貌、経済的問題の発生、家族機能の変化や生活拠点の変更など、元の生活を送るまでの課題が多いからである。つまり、医療の領域には、生活上の問題が発生する可能性が高いと言えよう。さらに、外国人が異境の地で病気になれば、言葉と文化が異なることで生活困難な状況に陥るのは容易に想像ができる。

　医療ソーシャルワーカーは病院や保健所などの保健医療施設で働く社会福祉の専門職であり、医療の領域において発生する療養上・生活上の問題について、解決、発生・再発の予防のため援助活動を行っている。日本の医療機関において通称 "MSW"(Medical Social Worker) と呼ばれることが多いが、これは日本独自の呼称である。欧米諸国で MSW と言うと

Master of Social Worker を意味しており、大学院を卒業したソーシャルワーカーだという意味になってしまう。そのため、この章では MSW の略語は使わずに医療ソーシャルワーカーと表現することとする。

　医療ソーシャルワーカーそのものの資格はないが、現在は、国家資格である社会福祉士または精神保健福祉士取得者が務めている場合が多い。全ての医療機関に医療ソーシャルワーカーの配置義務があるわけではないため、診療所やクリニックでみかけることは稀であり、多くは、一般病院・総合病院等に配置されている。病院では患者支援部門として、医療福祉相談室、社会福祉相談室、地域医療連携室、総合相談センターなど医療機関によって様々な名称で呼ばれ、それぞれ部署や窓口が異なる。医療ソーシャルワーカーと面談を希望される場合は、事前に電話問い合わせを行う、来院時は総合受付で確認するとよいだろう。ちなみに当院では成育在宅支援室所属となっている。

　私達、医療ソーシャルワーカーは患者から情報収集を行い利用できる制度・資源を探し、患者負担の軽減を図っていくのであるが、外国人の場合には情報収集し、たとえ利用できる制度が見つかったとしても、通訳者なしには何もできない。病院に外国人が受診した場合、支援を実現するために、医療ソーシャルワーカーは医療制度に精通した通訳者捜しに奔走することとなる。

　本章では、医療通訳として医療ソーシャルワーカーが配置されている医療機関に受診した場合の、医療ソーシャルワーカーの活用について取り上げていきたい。

13-1. 医療ソーシャルワーカーとは

　医療機関に医療ソーシャルワーカーという職種があるということを知らない人も多いと思う。聞きなれないこの職種はいったい何をしていて、ど

のようなサービスを提供してくれるのだろうか？

「医療ソーシャルワーカー業務指針（厚生労働省健康局長通知　健康発第1129001号）」によれば、医療ソーシャルワーカーとは、医療機関に入院または通院している患者・家族、さらには今後受診する方々が安心して療養に専念できるよう、その妨げとなる生活上の不安、心配などの問題を患者と共に考え、解決への援助を行うと共に、入院治療計画及び退院計画の支援や地域連携の促進などを社会福祉の立場から担当し、患者・家族の療養生活の安定を図る専門職と定義されている。

具体的には、下記の6項目に業務分類されている。

① 療養中の心理的・社会的問題の解決、調整援助
② 退院援助
③ 社会復帰援助
④ 受診・受療援助
⑤ 経済的問題の解決、調整援助
⑥ 地域活動

病気が完治し退院後すぐに元の生活に戻れる人ばかりではない。前述したように、医療の領域には、生活上の問題が発生する可能性が高い。実際の相談内容をまとめてみると、

・「医療費の支払いに不安がある」
・「病気のせいで今の仕事ができなくなった。仕事復帰できるだろうか。」
・「家族の介護をしなければならないから退職せざるを得ない。」
・「健康保険に加入していない。あるいは、国民健康保険料が払えず滞納している。」
・「退院は困る。在宅介護は無理なので施設を探して欲しい。」
・「子どもがかわいいと思えない。育てていく自信がない。」
・「病気の説明がよく分からなかった。もう一度説明してもらいたいけど医師には言いづらい。」

・「治療の選択肢は他にないのだろうか。他の病院にも行ってみていいか。」
・「医療ケアがあるのに学校には行けるのだろうか。」
・「同じ病気の人と話がしたい。患者会や家族の会を紹介してほしい。」
・「身寄りがない」

など多岐に渡る。

つまり、「これから先、病気や障害と上手に付き合いながら、自分らしい生活または家族らしい生活を確保・維持していくためにはどういう方法や手段があるのだろうか。」という相談なのである。

医療ソーシャルワーカーは、患者や家族・親族、関係者から話を聞き、患者が病気になる前の生活状況とはどういうものであったのかを把握する。そして、病気になったことで発生した問題を整理し、一緒に考え、利用できる公的制度や社会資源を活用することで解決の糸口を探し、元の生活に近づけるように、もしくは病気や障害と付き合いながら生活ができるように支援していくのが業務である。

13-2. 医療ソーシャルワーカーが医療提供チームの一員としての医療通訳者に期待する認識

1) 医療機関受診時の患者の心理と受療支援

医療機関を受診したときの一般的な流れを考えてみよう。受診の動機は、例えば、痛みに耐えられなくなった場合、日頃の役割が果たせない場合にホームケアをしても回復しないなどである。病院に行くと、まずは受付に行って保険証を提示する。次に患者基本情報用紙を渡され、氏名や住所、電話番号などの基本情報を記載し、本日どういう症状があって来院したのかを問診票に記載する。その後、診療科が決まり待合室を案内され、順番がきたら診察を受けるという流れが一般的であろう。

診察時には、不安に加えて医師を目の前に緊張してしまうことも多い。緊張状態のまま聞き慣れないウイルスや細菌の名前が出てくることもあるだろう。説明をされても医学専門用語が何を意味しているのか分からないこともあるだろう。また、質問したかったことを聴きそびれることがあるかもしれない。医師に尋ねることができなければ、看護師に聞いてみてもよいが、看護師も忙しそうなことはよくあることだ。そういう時には、相談窓口を訪れてみるというのもありである。医療ソーシャルワーカーは患者のペースに合わせて、理解・納得できるまで対応しようとする。検査や治療が必要となった場合は、その必要性を理解したうえで臨みたいであろうし、われわれもそうあっていただきたい。そのように会話の中で欠落した情報を丁寧に埋めるようにすることも我々の業務でもある。

　インフォーム・ド・コンセントを始めとして、患者の訴えや医療者側の説明を理解できないままに治療を進めることが適切でないことは医療安全面からも明白である。

　しっかりと認識すべきは、患者には疾患・治療の説明を受ける権利、治療を選択する権利があり、我々はそれが実現できるように努めるということである。

2) 外国人患者が抱える問題

　では、外国人が来院した場合を考えてみよう。在留資格がある外国人で、保険証を持っている場合や持っていなくても私保険加入であるとか、自費支払いが可能である場合、あるいは日本語が堪能な場合はもちろんのこと、外国人でも英語圏であれば患者自身も医療提供側もそうそう困ることは少ないだろう。しかし、保険証がない外国人、非合法滞在外国人、さらに希少言語の外国人の場合は、双方のバリヤーは大きく変わってくるのである。それでなくとも、外国人の受診は医療費・言葉・文化などの対応に苦慮すると想像し、敬遠する医療機関も少なくない。

再度臨場感を持たせて説明すると、まず患者は初診受付で健康保険証提示から始まるが、健康保険証を持っていないことが発覚すると、診療を断られることがある。なぜならば、全額自費診療を意味しており、医療機関としては医療費が未収となる恐れがあるからだ。患者も健康保険証がないと高額になることは分かっているはずである。外国人の場合、それでも受診したということは、"いよいよ病院に行かなければならないほど良くない状態"だと自身で判断した場合が少なくない。換言すれば、救急搬送になる以外で受診行動につながらない理由には、具合の悪さを感じながら放置している場合と、受診とその後の治療に要する金銭の負担、学業・就業への影響など、通常の役割の中断を恐れて放置する場合などがある。非合法滞在外国人であれば、通報され強制送還となるリスクも当然考えることだろう。さまざまな葛藤が背景にあり、「なぜ放っておいたのか」と驚かされる初診患者に出会うこともあるほどだ。

　先ほど、患者は疾患・治療の説明を受ける権利を持っており、医療提供側も守らなければならないと述べた。適切な治療選択の妨げとなるのは言語能力である。外国人が病院で医療を受ける時もまったく同様である。日本人が母国語であっても真に納得・理解して治療を受けるということは難しいことがあるが、ましてや外国人の場合、限られた言語能力では、患者自身の治療方針の決断が本当に自己責任で行ったと認識しているのかどうかに不安が残る。また、受診行動に至るまでにすでに患者のみでなく家族も極度の不安感の渦中にあるということを覚えておく必要がある。逆に、医療通訳者は常に患者の背景を知っているわけではないし、秘密にされていることもあるかもしれない。医療通訳者はいろんな場合がありうることを想定おかねばならない。そのような不安定な相互理解で治療結果が悪くなれば、医療訴訟にも発展しかねない問題をはらんでいる。

3) 医療ソーシャルワーカーが悩んでいる医療通訳の現場の問題点

　①外国人が受診するときには患者1人で来ることは少ない。日本語のできる子どもだったり、職場関係者であったり、知人を随伴してくることが多い。医療者は少しでも言葉が通じる人と話を進めてしまうかもしれないが、果たして本当にそれで良いのだろうか。例えば、子どもが親のがんの告知や余命を聞いてしまう。子どものショックは計り知れず、心理的負担を負わせてしまうだろう。また、子どもが真実をそのまま親に告げることができるだろうか？　医療ソーシャルワーカーはそのような観点でも適切な通訳者選択を考慮する。

　②同行した通訳者が職場関係者の場合には、雇用問題や勤務中であれば労災等の問題など利害が含まれることがあるかもしれない。知人であれば、患者の生活背景を把握している場合があるだろう。経済状況や家庭状況、患者を思う気持ちなどが影響し、本人以外の意思決定が交錯し医療機関に伝えらえてしまうこともありうる。そうなると、医療提供側と患者双方の権利を守ることができない。診療の妨げになるであろう、心理社会的問題の側面から外国人受診を捉えたとき、医療ソーシャルワーカーとしてはここに第三者の専門の医療通訳者の必要性が生じると考える。

　③医療通訳者は、もし病院で雇用されていれば医療提供側に属していることになり、無意識的にも医療提供側の立場を損なわないような通訳をすることになるが、もし患者の理解が不十分であると認識すれば、つまり、通訳者が指摘しなければ患者側に健康上の不利が生じると判断すれば、しっかりと医療提供側にそのことを指摘するべきである。その際、本来は担当医師や看護師に指摘すべきであるが、場合によっては医療ソーシャルワーカーに告げるというのも一つのアイデアである。実際には、多くの場合地方自治体が登録している通訳ボランティアを派遣する形が多いので、特に医療提供側に立っているということはないことの方が多い。この通訳者の微妙な役割をアドボカシーと呼んでいる。アドボカシーは「通訳者は

言葉を忠実に通訳すればよい」とするルールと矛盾し、議論の分かれるところであるが、米国ではこのアドボカシーは重要で、患者を守るという点に軸足を置くことが提唱されている。翻って、わが国では医療通訳自体が未熟であり、アドボカシーについては未だ慎重であらねばならないとする人もいる。今後の課題となる問題であり、医療者との深いチームワークが必要である。

13-3. 実際の援助過程

1）医療通訳を要請するまで

　外国人が受診したとき、第一にパスポートや在留カードを提示してもらい国籍を確認する。その国の公用語を把握するためでもあるが、滞在資格（旅行中、仕事や学業での短期滞在、長期滞在、永住者、日本人との婚姻、難民認定申請者、非合法滞在など）により援助内容が変わってくるからだ。国籍が確認できたら、医療通訳団体や国際交流課など行政へ通訳者の依頼相談をする。外国人受診者が多い病院の職員や、ボランティア団体、NPO団体など、公的・非公的問わず通訳を探す努力が求められる。言語によっては通訳者を見つけるのに難渋し、探せないということもあるだろう。医療ソーシャルワーカーは外国人受診にそなえて、地域での通訳者の有無を言語別に情報収集しておくことも必要かもしれない。

2）医療通訳者との連絡

　当県には茨城県国際交流協会（以下：協会）に医療通訳派遣の窓口がある。医療通訳は制度化されていないため、協会の研修を受講した医療通訳サポーターの派遣依頼をしている。医療ソーシャルワーカーは言語が明確

になったら、協会へ指定日時と通訳者への謝礼・交通費の支給等、必要な情報を協会に提示する。医療通訳サポーターへの連絡については、協会で行ってもらえるため、該当者の有無について返事を待つ。該当者が見つかれば、今度は医療ソーシャルワーカーが直接医療通訳サポーターと詳細を詰めていく。必要があれば当日医師が説明する内容を文書でサポーターに渡し、あらかじめ確認をしてもらうこともできる。医療ソーシャルワーカーとして説明したい内容も同様である。

　医療ソーシャルワーカーもそうであるが、通訳者も事前に患者の国の文化や宗教、食習慣、その他、治療に必要と思われることについて下調べをしておく必要がある。筆者がイスラム教徒の患者対応をした際、入院をなるべく早めにと考えていたのだが、患者家族からの返事が鈍かった。何か理由があるのか聞いてもらったところ「ラマダーンの時期の入院は避けて欲しい」という希望があった。幸い緊急性は低かったため患者側の意向に沿うことができたのだが、宗教上の制約については特に配慮したい事項である。

　医療通訳派遣窓口の対応は、その地域によって連絡方法や手段・必要事項が異なると考え、しっかり確認することが必要である。

3) 診察当日

　医療通訳者を交えた診察は、通常診察の倍の時間がかかる。医療機関としては、1回の来院で最低限必要なことを全て済ませたいという気持ちがあるため、検査や結果報告まで含めると医療通訳者の拘束時間は1～2時間を超えてしまう。診察終了後、院内手続きや院外手続きの説明を加えるとさらに時間は長くなる。

　大きな病院になると待ち時間も長い。患者には医療通訳者が「言葉が通じる、助けてくれる存在」と映ることが多い。そのため、待ち時間に患者から思いがけない質問や相談をされることもあるだろう。医療通訳者が患

者から経済面など生活上の個人的な質問をされた場合、自分で答える必要はなく、医療ソーシャルワーカーを紹介すれば良いのである。

　次回の予約確認または入院手続きが一段落したところで通訳終了となり、当院の場合は、医療ソーシャルワーカーが協会に医療通訳サポーターの活動報告書を提出している。

　外国人患者の再受診が必要な場合には、同じ医療通訳者にサポートしてもらいたいと考えるのが普通であろう。次回、外来受診日を医療通訳者の都合と合わせてもらうこともよくあることだ。

4) 院外活動

　当院では、院内通訳のみ医療通訳サポーター（前述）に依頼しているのだが、医療通訳者の中には公的機関への必要書類申請のための同行通訳を依頼される場合もあるだろう。

　外国人が医療を受けるためには、役所や保健所などの公的機関へ患者自身が申請をしなければならないこともでてくる。公的機関窓口では、外国人医療に関して熟知していない担当者が対応している場合もある。その状況で、医療ソーシャルワーカーから聞いた話を実行しなければならないのである。もちろん、公的機関と医療ソーシャルワーカーが直接連絡を取っておくこともできるが、それはあくまで口頭説明となる場合が多く、申請書類への記載や提出書類の確認などは医療通訳に求められてしまう。

　非合法滞在外国人の場合には、強制送還を恐れて公的手続きを取りたがらないかもしれない。近年では人道的に治療を優先し、公的機関でも入管当局へ通報は行わないとしているものの、入院治療の延長線上に入国管理局があると捉えたとしても無理はないだろう。医療を受けるための手続きには、いろいろな心理葛藤があることを忘れてはならない。

　治療終了後、または外国人集住地域に暮らしている患者の場合には、その周囲にも医療を必要としている外国人がいるかもしれない。問題となる

外国人医療費の問題も、早期発見早期対応の方がかかる費用は少ないのだ。外国人の疾病の早期発見と早期治療を目指した社会活動が広がっている。例えば、外国人支援団体や全国済生会病院の事業として、各地で無料健康診断活動が行われている。こういう場の活用や情報提供をすることで、外国人に対して予防と早期発見の意識付けをしていくことも重要であると私達は認識している。

13-4. 事例

ここでは、当院で対応した外国人事例について紹介する。

① 患者：日齢0　低出生体重児　新生児一過性多呼吸のためNICU入院

中国籍の母親が外国人研修制度を利用して来日していた。

妊婦健診未受診であり、飛び込みで児を出産。

母親は妊娠に気づいていたが、研修生であるため会社へ報告すると帰国させられてしまうため黙っていた。出産日も「お腹が痛い」と訴え、近隣病院に行ったら陣痛と診断され、産科紹介となった。

父親も中国籍だが、未入籍のため母子家庭扱い。母親の在留資格はあるものの、国民健康保険は未加入。研修保険には加入していたが、妊娠・出産は保険の該当にならない。また、妊娠・出産は会社との契約違反であり、患者が退院したら帰国することとなった。中国語通訳は研修先の会社からの派遣であったため、医療費支払について医療ソーシャルワーカーが介入となった。

母親は1年間の研修ということだったため、医療ソーシャルワーカーから役所に出生届けを提出し外国人登録後、国民健康保険の加入を勧めた。しかし、母の在留資格は6ヶ月毎の更新となっており、母親自身の国民健

康保険加入の条件を満たしていなかったため、患者の国民健康保険取得も困難であることが分かった。

　役所への手続き代行は会社の方だったが「国民健康保険が取得できないのであれば外国人登録もしない」ということで申請が滞ってしまった。また、児のパスポート申請も会社の方が代行され中国大使館に行ったが、目を閉じた写真であったため不受理とされ、パスポート取得までにも時間がかかった。

　患者は低出生体重児であり利用したい公的制度は"養育医療"であった。当初、保健所では養育医療の申請は社会保険加入者が条件ということであったが、国民健康保険加入困難な状態と判断し、養育医療単独申請を実施し10割給付が決定され、医療費の問題は解決した。

　母子は1ヶ月健診終了後、中国帰国となった。1ヶ月健診費用は会社が立て替えることとなった。会社側の意向が大きく反映された事例である。

② 患者：6歳　甲状舌管嚢腫
　母親はインドネシア国籍であり、母国語はインドネシア語。日本語は日常生活会話程度で片言である。母親よりも子どもの方が日本語を話せる。両親ともに合法滞在外国人で就労もしており国民健康保険加入者であったため、医療費の心配は特になかった。診察には、母子で来院しており、医師からの説明に対し母親は笑顔で頷くため当初医師はある程度理解しているのだと思った。

　しかし、検査の結果、早期の手術が望ましい状態であった。医療通訳依頼のため医療ソーシャルワーカーが介入となった。医療通訳サポーターを派遣してもらったところ、母親はまったく患者の状況を理解していなかったことが判明した。医療通訳サポーターの協力を得て、三者間（医師・患者・通訳）の同時通話ができる携帯電話を利用し、電話相談を行うこととした。

　手術日程が近づいたころ、患者がロタウイルス感染症に罹患した。下痢

症状が見られたため手術は延期となった。そのような状況で、患者が緊急で来院することもあり、医療通訳サポーターが受診同行できないこともあったが、電話通訳で医療者も母親もお互いの状況を理解することができた。

入院の際には、書類や病棟オリエンテーション、術後合併症説明、麻酔説明、術後説明、退院説明など、必要時に対面通訳をお願いした。退院後もインフルエンザに罹患してしまい、外来予約調整を必要としたが、医療通訳サポーターの支援により受診相談から診察までの流れがスムーズであった。

この例は携帯電話による三者間通話という特別な事例ではあるが、必要以上の問い合わせや必要のない受診を回避することができた。医療通訳サポーターにより、安心して医療機関を受診し治療を受けることができた事例である。

③　患者：月齢2ヶ月　肥厚性幽門狭窄症疑い
母親はタイ国籍で母国語はタイ語。

父親もタイ国籍であるが、タイに家庭を持っているため母親とは入籍できず。両親とも非合法滞在外国人であるが、父は就労をしていた。近医より紹介状持参のうえ来院したが、数日中に手術が必要な状態であった。

医療通訳依頼および医療費支払について医療ソーシャルワーカー介入となった。協会に連絡をし、タイ語の医療通訳サポーターを派遣してもらった。

この時のサポーターは非合法滞在外国人問題について精通された方であり、退院後の生活支援も含めた総合的介入をしていただくこととなった。もちろん院内において継続することは困難であったため、協会窓口を案内してもらい継続支援が可能となった。

入院費用については、父親は社会保険未加入、母親の国民健康保険加入も困難であった。しかし、自立支援医療（育成医療）適応疾患であったた

め国民健康保険取得困難と判断し、保健所に自立支援医療単独申請を実施し10割給付が決定され、医療費の問題は解決した。

外来診察費については、非合法滞在外国人と知りながら雇用していたこともあり、会社社長が立替えることとなった。医療通訳サポーターにより、退院後生活の継続支援が可能となった事例であった。

医療機関では母国語が希少言語である非合法滞在外国人対応が最も多く悩む事例であろう。注意しておきたいのは、どこの医療機関でも等しく公的制度が利用できるわけではない。

当院は小児専門医療機関であり患者対象の幅が決まっており、養育医療指定医療機関、自立支援医療指定医療機関となっているため、他の医療機関と比較すると公的制度を利用しやすい特徴があることを付け加えておく。

まとめ

医療機関における外国人医療の大きな壁は「医療費の問題」と「ことばの問題」である。医療ソーシャルワーカーはこの2つの問題に対して、"経済的問題の解決、調整援助"、"療養中の心理的・社会的問題の解決、調整援助"を目的に外国人と関わっていくこととなる。しかし、医療ソーシャルワーカー自身の制度に関する情報量に差異があること、指定医療機関でしか利用できない公的制度があることも分かっていて欲しい。

そうはいえ、医療ソーシャルワーカーは外国人が受診した時、医療提供側であるが、むしろ患者側の立場となって最大限の社会資源の活用を考え、日本人と同等の医療を受けられるように支援する。医療通訳者も社会福祉の知識があればより理想的だと思うが、不案内でもよい。医療ソーシャルワーカーを活用すればよいのである。

13-6. 知っておきたい公的制度

　非合法滞在外国人通訳を行う際には、社会保障制度や社会福祉に関する専門用語が出てくることが多い。外国人にも適用されるであろう下記制度について、単語や意味を把握しておくのもよいだろう。

① 健康保険制度
② 労災保険制度
③ 自立支援医療制度
④ 入院助産制度
⑤ 行旅病人及行旅死亡人取扱法
⑥ 生活保護法
⑦ 無料低額診療事業

〈参考文献〉
・保健医療ソーシャルワーク研究会（編）『保健医療ソーシャルワークハンドブック』（理論編）　中央法規出版
・保健医療ソーシャルワーク研究会（編）『保健医療ソーシャルワークハンドブック』（実践編）　中央法規出版
・児島美都子『医療ソーシャルワークの現代性と国際性　MSW45年の歩みより』勁草書房
・社団法人日本社会福祉士会（編）『滞日外国人支援の実践事例から学ぶ　多文化ソーシャルワーク』　中央法規出版
・「外国人医療問題」の現状とMSWにとっての今日的課題
　－「第二次全国外国人医療相談室実態調査」（2002年）から－
　高崎健康福祉大学総合福祉研究所紀要　健康福祉研究　第1巻　第2号　2004（7-30）
・社団法人日本社会福祉士会　社団法人日本医療社会事業協会（編）『改訂　保健医療ソーシャルワーク実践3』　中央報告

- 杉本敏夫（監修）『医療ソーシャルワーク』 久美
- 木原和美『医療ソーシャルワーカーのための社会保障論 こころとからだと社会保障』 勁草書房
- 前田ケイ（監修）保健医療の専門ソーシャルワーク研究会（編）『保健医療の専門ソーシャルワーク 業務指針の具体的解説』 中央法規出版

「通訳を疑え！」

　通訳のクオリティについてのお話をしておきたいと思います。
　これは私が何年も前に、大阪地裁の要通訳裁判を傍聴したときのことです。一番件数の多い中国語通訳の裁判でした。
　前半の通訳者は、日本人で流暢な日本語でメモも見ないでスラスラと通訳していたので、すごく優秀だと感じました。
　後半の通訳者は、中国人で、一生懸命メモをとりながら、たどたどしい日本語で一語一語訳していきます。内容は聞き取れるのですが、お世辞にも流暢な日本語とはいえません。どちらかといえば直訳に近い朴訥とした話しぶりでした。
　私は中国語が分かりませんが、ただ聞いていると、どうみても前半の通訳者のほうが上手に思えました。
　それが、後の意見交換会で中国語通訳さんたちが口をそろえて言ったのは、後半の通訳者のほうが正確に訳していて、間違いがない、それに比べて前半の通訳は、細かいところが抜け落ちていて、正確さに欠けるとのことでした。
　驚きました。日本語での耳触りがいい通訳者を優秀だと思い込んでいたのです。
　実はそうしたことは現場でもよくあることです。きちんとメモもとらず、スラスラ日本語を出してくる通訳者は、一見耳触りもよくとてもきれいに聞こえます。内容もまとまっていて上品です。
　でも、ちょっと考えてください。発語している外国人が全員そのような整然としたきれいな外国語をしゃべっていると思いますか？　それをきれいな日本語に「加工」してしまうことは、実は通訳者として正しい態度ではありません。通訳者は言葉を使う仕事なので、汚い言葉やまとまりのない言葉を使うのはとても苦痛です。でも、正確さが要求される通訳の場合、一生懸命メモをとり、流暢でなくても一言一言正確に訳していく通訳者のほうが本当は誠実で優秀であったりします。
　通訳を使うとき、その流暢な日本語にだまされていませんか？
　逆に、メモや辞書を見ながら不器用に訳していく通訳者が必ずしも下手だとは限らない、逆に誠実であったりするということを知っておいてください。　　〈村松紀子〉

14. DVと児童虐待

明治学院大学心理学部付属研究所

榊原　佐和子

はじめに

　DV（Domestic Violence、配偶者からの暴力）や児童虐待は、その被害者の人生に大きな影を落とす可能性がある重大な人権侵害である。そのため、現在では、DVや児童虐待をなるべく早く発見し、支援につなぐこと（早期発見・早期対応）が求められている。

　暴力の被害者が重篤な身体的・精神的傷を負ったとき、医療機関を受診することになる。病院で暴力被害者が専門的な支援につながらないままになってしまうと、その後暴力がさらにエスカレートし、最悪の場合、被害者が死に至る可能性も出てくる。そのため、医療機関でのDV・児童虐待の早期発見・早期対応は非常に重要である。

14-1. DV・児童虐待

1）DV・児童虐待の被害者が医療機関を受診する際の特徴

　DV・児童虐待の被害者の医療機関受診に関して、持っておくと役立つ知識がある。

1) 被害者が受診する可能性のある診療科はさまざまである

　DV・児童虐待の被害者が受診する科は、救急・整形外科・脳神経外科・歯科・内科・小児科・産婦人科・皮膚科・眼科・耳鼻咽喉科・心療内科・精神科・神経科など多岐に渡る。

2) 被害者の医療機関受診に加害者が同席しようとすることが多い

　児童虐待の被害者である子どもは一人での病院受診が難しいため、親が診察に同席することになる。DVの場合も、加害者である配偶者が被害者に同席しての診察を希望することはよくある。この理由は多様であるが、たとえば、加害者が自分の虐待行為の発覚を恐れ、被害者が「余計なこと」を医療関係者に言わないよう監視するため、加害者が同席を希望することもある。またこのような加害者の希望を察し、加害者の機嫌を損なわないように被害者が加害者の同席を希望として述べることもある。

3) 加害者は、自分の虐待行為を否定することが多い

　加害者は、被害者が怪我をした理由を「階段から落ちた」などと事故が原因だと述べたり、「ころんだ」など被害者の落ち度が原因だと述べたり、あるいは「いつのまにか知らないうちに怪我していた」などと言うこともある。たとえ、加害者が自分の虐待行為を認めたとしても、それは「しつけのため」「被害者が〜したから自分は仕方なく〜した」というように自分の正当性を主張することが多く、自らの行為を「虐待である」と認めることはほとんどない。

4) 被害者も、加害者の虐待行為を否定することがある

　加害者を怒らせるとさらなる暴力を生む可能性があるため、多くの被害者が加害者を怒らせることを非常に恐れている。暴力の事実を第三者に知られることは加害者を怒らせる可能性があるため、医療関係者から暴力被害の可能性を尋ねられたとき、被害者自身が暴力の事実を否定することも

よくある。

2) 医療機関で DV・児童虐待の被害者の支援をする際の留意点

1) 被害者の安全が最優先事項である

　被害者が医療機関を受診するということは、その暴力被害が深刻な事態に陥っている可能性が高い状況である。したがって、まずは被害者の安全の確保が必要となる。暴力の程度を確認し、被害者が家庭に戻ったときに再度深刻な暴力被害を受ける可能性が高い場合、被害者を家庭以外の場所へ緊急避難させる必要がある。その際の手順、使うことのできる社会資源などは後述する。

2) DV・児童虐待を「発見」する目を持たなくてはならない

　先に述べたように医療機関に来た加害者の多くが自分の暴力を否定し、被害者自身もその被害を否定することがある。また、被害者が幼い子どもの場合、その被害をうまく話すことはできない。つまり、暴力の加害者・被害者自身が暴力の存在を言葉で教えてくれることは少ないのである。そのため、支援者は、暴力を自ら「発見」する目を持つ必要がある。そのためには、DV・児童虐待に関する様々な知識を支援者が持たねばならない。そこで以下に各虐待に関して支援者が知っておくべき知識を示す。

14-2. 児童虐待

1) 児童虐待の定義

　2000 年に「児童虐待の防止等に関する法律」（以下、児童虐待防止法）が成立した。児童虐待とは、「保護者」がその監護する児童（18 歳未満の

者）に対して次のような行為を行うことを指す。

1）暴力の形態
①身体的虐待：児童の身体に外傷が生じ、または生じるおそれのある暴行を加えること。たとえば、殴る、蹴る、叩く、激しく揺さぶる、壁や床にたたきつける、刃物で刺す、熱湯をかける、たばこやアイロンを押し付ける等、内出血・あざ・骨折・打撲傷・刺し傷・火傷等の外傷を生じさせる可能性のある行為。首をしめる、風呂に沈める等の窒息の可能性のある行為。戸外に長時間締め出す、縄で縛り一室に拘束する等の行為。毒物や異物を飲ませる等、意図的に子どもを病気にさせる行為。親子心中。ベランダに逆さにつるす等、極度に子どもを怖がらせる行為。
②性的虐待：児童にわいせつな行為をすること、または児童をしてわいせつな行為をさせること。たとえば、子どもとの性交や性的行為、子どもの性器を触る、子どもに自分の性器を触らせる、子どもに性器や性交を見せる、子どもをポルノの被写体にする。
③ネグレクト：児童の心身の正常な発達を妨げるような行為や必要な保護・養育を行わないなど、子どもの監護を著しく怠ること。たとえば、食事をほとんど与えない、衣類を清潔に保たない、長期間風呂に入れない、著しく不潔な環境に子どもを置く、子どもを長時間家に放置する、子どもが重大な病気になっても病院に連れて行かない。
④心理的虐待：児童に対する著しい暴言、または著しく拒絶的な対応、児童が同居する家庭における配偶者等に対する暴力、その他の児童に著しい心理的外傷を与える言動を行うこと。たとえば、大声でどなる、なじりつづける、脅迫する、無視しつづける、心を傷つけることを繰り返し言う、他の兄弟とは著しく異なる差別的な扱いをする、配偶者への暴力や兄弟への暴力を目撃させる。

2)「保護者」とは

　児童虐待防止法でいう「保護者」とは、親権を行う者、未成年後見人その他の者で、子どもを現に監護、保護している者を指す。したがって、親権者や未成年後見人でなくても、たとえば子どもと同居している母親の内縁関係にある者や児童福祉施設長や里親なども「保護者」に該当する。

2) 児童虐待と判断する際の留意点

　上記のような行為を行った保護者は、多くの場合、自分の行為を「しつけ」「必要な行為」「事故」「(多少行き過ぎた部分もあるかもしれないが)家庭内での出来事なので他人にとやかくいわれる問題ではない」と考え、自分の行為は虐待ではないと言う。しかし、その行為が児童虐待かどうかの判断基準は、保護者がどう捉えているかではなく、その行為が児童にとって害をなしているかどうかである。その行為が児童にとって害をなしているのであれば児童虐待として対応を考えるべきである。

3) 医療機関における児童虐待の「発見」のポイント

　医療機関に来た子どもや保護者に以下のような症状や言動がある場合、児童虐待の可能性がある。したがって、支援者はこのような病状や言動が子どもや保護者にある場合、児童虐待の可能性があると考え、対応を検討する必要がある。

1) 子どもの症状や言動から児童虐待を「発見」する
①身体的虐待による症状：内出血、腹部・大腿内側の内出血、顔面側部の傷、首を絞められた跡、境界が鮮明な火傷の跡、手背部の火傷、複雑骨折、陥没骨折、頭部骨折、鼓膜破裂等。特にこのような症状が、同時期に複数存在したり、何度も繰り返して生じたり、古い傷跡と新しい傷跡

が混在したりする場合は虐待の可能性が高いと考えられる。
②性的虐待による症状：性器・肛門・大腿内側の裂傷・出血・内出血・やけど。繰り返す膀胱炎・尿道炎、HIV・クラミジア等の性感染症等。若年妊娠。

　性的虐待の場合は明確な身体症状がないことも多く、また、加害者が「誰かに話したらなぐるぞ」「誰かに話しても信じてもらえない」などと子どもを脅して口止めしていることがよくあり、また子ども自身が保護者の行為を虐待と理解するのは難しいため、性的虐待は顕在化しないことが多い。また、うすうす問題が生じていると周囲の人が気づいたとしても、「性的虐待などあるはずがない」とそのまま放置されることもよくある。
③ネグレクトによる症状：栄養失調、脱水症、強い体臭、ひどいおむつかぶれ、子どもの着衣が極度に不潔、季節外れの服装、繰り返されるたばこ等の誤飲、発達の極端な遅れ、途中までは普通に成長していた子どもが急に成長が停滞あるいは下降する、身長や体重が入院後急に増える、外傷・やけど・骨折等を繰り返す（監督を怠り怪我が多いため）、多数の虫歯、口腔内の火傷、必要な医療や乳児健診や予防接種の未受診等。
④子どもの言動：暴力の被害を受けた子どもは次のような症状を呈することがある。過緊張・無表情、暗い表情、おびえる、ぼーっとする、誰にでも無差別に甘える、感情を表に出さない、感情を爆発させる、著しく自己評価が低い、年齢不相応な言動、悪夢、不眠、夜尿、保護者や大人を怖がる、保護者の顔色を常にうかがう、保護者がいるときといないときで態度が大きく異なる、身体接触を過度に嫌がる、過度に身体接触を求める、極端な食欲旺盛や食欲不振、不安が強い、攻撃的、多動で落ち着きがない、性格や行動の急激かつ顕著な変化、常識・社会性の著しい欠如等。

　特に性的虐待被害者は次のような行動をすることがある。過度に性的意味を帯びる遊びをする、自分や他人の性器を触る、年齢不相応な性に

関する言葉を使用する、思春期以前の自慰行為、不特定多数の人との性交渉、年令不相応なセクシーな格好をする、過度な身体的接触をする等。

2) 保護者の様子から児童虐待を「発見」する

虐待をしている保護者は自分の行為が医療関係者に発覚することを恐れ、落ち着かず怒ったり、ほとんどしゃべらなかったり、また子どもとのかかわりが不自然だったりすることもある。また、医療関係者が保護者に子どもの症状の原因をたずねたときに、子どもの症状と保護者の発言が一致しない場合や、保護者の発言内容がころころ変わる場合は特に虐待を疑う必要がある。

以上のような症状、言動が子どもや保護者にある場合、支援者は「通告義務」を果たさねばならない。

4) 児童虐待の通告義務

児童虐待防止法の第6条に、「児童虐待を受けたと思われる児童を発見した者は、速やかに、これを市町村、都道府県の設置する福祉事務所若しくは児童相談所又は児童委員を介して市町村、都道府県の設置する福祉事務所若しくは児童相談所に通告しなければならない。」とある。つまり、国民全員が児童虐待の「通告義務」を負っているのである。しかし、実際には、虐待を疑われる事例があったとしても、「本当に虐待かどうか確信が持てない」「保護者が怒ったらどうしよう」などと思い、通告が躊躇され行われないことがある。

しかし、2004年の児童虐待防止法の改正により、通告の対象が「児童虐待を受けた児童」から「児童虐待を受けたと思われる児童」に拡大されており、先に述べたような症状が子どもにあるなどして主観的に見て子どもの安全・安心が疑われる場合には、通告しなくてはならなくなっている。

医療関係者は、「職務上知り得た個人情報を児童相談所に伝えてもいい

のか」と思うことであろう。しかし、医療関係者は職務上知り得た個人情報を第3者に漏らしてはならないという義務（＝「守秘義務」）を課せられているが、児童虐待防止法第6条で、通告は「守秘義務違反にならない」と明記されており、医療関係者が児童相談所等に通告しても守秘義務違反にはならない。また、通告は、病院という組織が行うこともできるし、医療通訳者を含めた個人の支援者が行うこともできる。

次に通告先の児童相談所、福祉事務所について説明する。

5）児童相談所と福祉事務所

1）児童相談所

児童相談所は、児童福祉法第12条に基づき各都道府県に設置されている児童福祉の専門行政機関である。2013年4月現在、全国で207カ所設置されている。児童相談所は、児童の一時保護や措置等の権限を持ち、児童虐待に関する専門性の高い機関である。したがって、重大な虐待の疑いがある場合には児童相談所に通告するとよい。

児童相談所への通告を促進するために、2009年に厚生労働省が「児童相談所全国共通ダイヤル」（0570-064-000）を開設した。児童相談所の連絡先が分からない場合はこの共通ダイヤルを利用することができる。この共通ダイヤルに電話をかけると、発信した電話の市内局番等から当該地域が特定され、管轄する児童相談所に電話が転送される。

2）福祉事務所

福祉事務所は、社会福祉法第14条に規定される福祉に関する地方公共団体の事務所である。2013年4月現在、全国で計1,251か所設置されている。かつては、児童に関するあらゆる相談は児童相談所が対応していたが、近年の児童虐待相談件数の急増により、児童に関する相談全てを児童相談所で対応することが困難になってきたため、現在では、福祉事務所も

児童虐待の通告先となっている。

6）通告後はどのようになるのか

　児童相談所への通告後、すべての児童相談所が48時間以内に子どもの安全を確認する。その際、児童相談所は医療関係者に以下のような項目を聞き取る：子どもの氏名、生年月日、性別、住所、保護者の氏名や年齢、兄弟の有無、病院の初診日、受診経路、付添人はだれか、保護者の受傷の説明状況、その際の保護者の態度、最近の受診状況、子どもの身体的・精神的状況、虐待と疑った根拠、警察への通報の有無、保護者の子どもへの態度、通告について保護者への説明の有無、それを説明した際の保護者の態度、その他子どもや保護者について病院が得ている情報、（保護者や子ども外国人であれば）日本語の運用能力等。さらに、児童虐待が疑われる子どもが病院に入院している場合には、児童相談所職員が病院に来て、直接子どもの状況を確認することもある。

　これらの情報を元に、児童相談所は調査し支援方針を決める。虐待が繰り返される恐れが高く、すぐに施設入所等子どもの安全を守る措置がとれない場合、児童相談所長は児童相談所併設の一時保護所等に子どもを「一時保護」することができる。一時保護は子どもの安全を守るためのものであり、保護者や子どもの意思に反しても、児童相談所所長が必要であると認めたとき行うことができる。

　さらに、一時保護後に保護者のもとに子どもを帰すことが適当でないと児童相談所が判断した場合、児童福祉法第27条に基づき、保護者と子どもの長期分離が図られることになる。その場合、子どもの年齢や状態によって、乳児院・児童養護施設・情緒障害児短期治療施設・児童自立支援施設・自立支援ホーム・里親等による「社会的養育」が行われる。

7) 委託一時保護

　病院の外来受診している子どもへの虐待が疑われたときや、疾患や障害を持つ児童の虐待が疑われたとき、児童相談所の権限で、その子どもを病院に入院させた上で対応方法が検討されることがある。これは「委託一時保護」と呼ばれるものである。この場合、保護者は児童相談所の許可なく子どもを退院させることはできない。

14-3. ドメスティックバイオレンス（DV）

1) DVの定義

1）暴力の形態
　2001年に「配偶者からの暴力の防止及び被害者の保護に関する法律」（以下、DV防止法）が成立した。DV防止法では、DVとは「配偶者からの身体に対する暴力（身体に対する不法な攻撃であって生命又は身体に危害を及ぼすものをいう。）又はこれに準ずる心身に有害な影響を及ぼす言動」と定義されている。一般的にDVは、配偶者の身体に外傷が生じさせる、または生じるおそれのある暴行を加える「身体的暴力」、配偶者に対して威圧的・支配的な態度をとる「心理的暴力」、配偶者が嫌がっているのに性的な行為を強要する等の「性的暴力」の主に3つの暴力形態に分類され、多くの場合、複数の暴力形態が重複して生じる。加害者が被害者の言動をコントロールしようとする意味ではDVの各形態は児童虐待と相似している部分が大きいが、DVに特徴的なものある。たとえば、ジェンダーによる役割の押しつけ、たとえば、繰り返し「だれのおかげで生活できるんだ」「かいしょうなし」と言うことはDVの心理的暴力の例としてよく挙げられるものである。また、配偶者の実家や友人とのつきあいを細

かく監視・制限する、配偶者への電話・手紙・メール等を細かくチェックする、配偶者の居場所を常時監視する等の配偶者の社会的ネットワークを断つということも DV の心理的暴力の典型例の一つである。被害者の意志に反して性行為を強要する、中絶を強要する、中絶させない、避妊に協力しないということは DV の性的暴力の例としてよく挙げられるものである。妊産婦検診なしでの出産もその背景に DV がある場合もある。

2）「配偶者」とは

　DV 防止法では、「配偶者」とは、基本的には婚姻の届け出を出している配偶者を指す。しかし、これ以外にも「配偶者」には婚姻の届出をしていない、いわゆる「事実婚」の相手も含む。また、離婚後も引き続き暴力を受ける場合も DV に含まれる。つまり、DV 防止法における「配偶者」には、婚姻の届けを出している配偶者、事実婚の相手、元配偶者が含まれるのである。

　2015 年 3 月現在、生活の本拠を共にする交際相手（つまり、同棲中の恋人）からの暴力に対しては DV 防止法が準用されるが、生活の本拠を共にしない交際相手からの暴力は DV 防止法の対象となっていない。そのため、生活の本拠を共にしない交際相手からの暴力に対しては、他人から暴力をふるわれた場合に適応される刑法（傷害罪・暴行罪・わいせつ罪・強姦罪等）や民法（損害賠償・名誉棄損等）が用いられることになる。また、しつこい付きまといに対しては、「ストーカー行為等の規制等に関する法律」が適応されている。しかし、近年、生活の本拠を共にしない交際相手からの暴力は「デート DV」と呼ばれ社会問題化しつつあり、今後「デート DV」も対象とした法律策定が望まれている。

2）DV 被害者支援の留意点

　DV 被害者支援を考える際、次のことを知っておくとよいだろう。

1）DV 加害者にはさまざまなタイプがいる

　DV 加害者は多様で、若者から高齢者、教育程度の低い人から高い人、無職の人、社会的成功者も配偶者に対して暴力をふるうことがある。また、警察官・弁護士・医師等、社会的には DV 被害者を支援する職業の者が DV 加害者であることもある。家庭以外では「温厚でいい人」と思われている人が配偶者だけに暴力をふるっていることも少なくない。

　したがって、支援者から見て「この人が本当に暴力をふるうのだろうか？」と思ったとしても、単にそれだけで DV を否定してはならない。

2）「暴力のサイクル」、「暴力のエスカレート」という現象がある

　一般的に、DV では「暴力のサイクル」があると言われている。暴力のサイクルは以下の3つの時期から成る。①緊張期：徐々に関係に緊張が高まり比較的程度の低い心理的暴力が発生する、②爆発期：加害者の感情が爆発し、DV が発生する、③ハネムーン期：加害者が自分の暴力について「自分が悪かった」「もう絶対暴力はふるわない」などと謝罪し、配偶者に贈り物をしたり、「愛している」と言ったりして配偶者に対して非常に優しくなる。この上記①〜③が繰り返されるということを「暴力のサイクル」と言う。このサイクルが繰り返されるに従い、多くの場合、次第に暴力がエスカレートしていく。

3）加害者は自分の暴力を正当化する

　先に挙げた「爆発期」に暴力が発生するきっかけは多様で、たとえば「味噌汁が濃い」「連絡したときにすぐに返答がなかった」などといった他人から見たらささいなことであることも多い。このような場合でも加害者は「君が〜したせいだ」「あなたが私を怒らせた」と暴力の原因が被害者にあるかのような発言をしばしば行う。

4）DV 加害者から逃げるのは難しい

　DV の被害者が加害者から逃げないと、「被害者は好きで加害者と一緒に居るのだろう」「大人なんだから逃げられるはずなのに、逃げない被害者が悪い」と被害者が責められ、被害者への支援は必要ないと考えられることがある。しかし、DV の被害者が加害者から逃げることはさまざまな理由から非常に困難である。たとえば、先の暴力のサイクルの項で述べたように、加害者は常に暴力的というわけではない。少なくとも当初は愛情を感じていた人に「もうしない」「悪かった」と言われればそれを信じたい気持ちになり、もうしばらく一緒に居て様子を見ようとなることもある。

　また、加害者が被害者の社会的ネットワークを遮断したため被害者が頼ることのできる親族・友人が一人もいない中、被害者が逃げると決心するのはとても困難であろう。また昨今「ストーカー殺人」が社会問題化しているが、DV の加害者が被害者に対して「逃げたら許さない」「一生追いかける」と脅しているために被害者は逃げることに強い恐怖感を持っていることもある。特に追いかけてくる加害者の場合、加害者の目が届かないところに逃げる必要があり、被害者が加害者から逃げるということは、被害者がそれまでの人生で築いてきた社会資源（近隣・仕事・趣味の人間関係、仕事等）を失うことにもなるため、加害者から逃げると被害者が決心するのはいっそう困難である。

3）医療機関の責務

　DV 防止法の第 6 条で、「医師その他の医療関係者は、その業務を行うに当たり、配偶者からの暴力によって負傷し又は疾病にかかったと認められる者を発見したときは、その旨を配偶者暴力相談支援センター又は警察官に通報することができる。この場合において、その者の意思を尊重するよう努めるものとする」となっている。つまり、児童虐待に関しては、医療関係者は「通報義務」を持つが、DV に関しては努力義務にとどまってい

る。しかし、医療関係者は職務上 DV を発見しやすい立場にあるため、DV を発見した場合には、警察や配偶者暴力相談支援センター等に通報したり、被害者へ情報提供したりすることを強く期待されている。

4）医療機関における DV の早期発見・早期対応に関する留意点

1）DV を「発見」する：加害者を同席させないところで被害者から話を聞く

まず、医療関係者が DV を「発見」する必要がある。先に述べたように DV の被害者の受診に配偶者が同席することがある。しかし、加害者が同席しているときに、被害者が DV の事実を医療関係者に話すことはとても困難である。したがって、DV が疑われる患者の配偶者が同席したいと言ってきた場合には、少なくとも途中で配偶者に席を外してもらうようにして、被害者と医療関係者が一対一で話すことができる場を設ける必要がある。

また、被害者と話すときは、被害者が安心して話ができるよう工夫する必要がある。たとえば、「配偶者が同席する人にはみんなこのようにして（配偶者に席をはずしてもらって）話を聞くことにしています」「あなたの話した秘密は守られます」「あなたは悪くない」と被害者に伝える、被害者と同性の支援者が話を聞く等の工夫が考えられる。また、最初から DV とは決めつけず、「このような傷は暴力が原因のことが多いのですが、○○さんは誰かに暴力をふるわれたのではありませんか？」「○○さんの健康と安全が心配です」「ゆっくりと考えていいですよ」「今は大丈夫とのことですが、今後もしものときのために一度相談してみるのはどうですか？」などと言葉かけを工夫するとよい。

都道府県によっては医療機関向け DV 被害者支援マニュアルを作成している。一度最寄りの配偶者暴力相談支援センター等に問い合わせてみるとよいだろう。

2) DVを「発見」したら

　DVの状況を聞き取り、「DV」を発見したら、被害者の同意を得た上で、配偶者暴力相談支援センターまたは警察に通報する。特に、被害が深刻で被害者の命に係わる可能性がある場合や、今後配偶者のいる家に帰ったときに被害者の身体または生命に重大な危険があると考えられる場合には被害者の同意がなくても配偶者暴力相談支援センターまたは警察に通報する。このような場合でも、できる限り被害者自身の意志を尊重し、通報に納得してもらえるよう努めなくてはならない。

3) 記録について

　被害者が医療機関で治療を受けたという記録（カルテ）は、保護命令（＊後述する）の申し立てや損害賠償請求、離婚調停、裁判の際に重要な証拠となる。そのため、なるべく具体的で客観的な記録が望まれる。たとえば、怪我を写した写真は重要な証拠となる。傷のアップの写真と、その傷が本人のものと明確に分かるよう顔と傷の両方が一枚に納まる写真の両方を撮ることが望まれる。

4) 支援者による二次被害の防止

　被害者が支援者から被害を受けることを「二次被害」と言う（加害者から被害者への被害が「一次被害」である）。二次被害はできる限り生じないようにしなければならない。たとえば、二次被害を引き起こす可能性のある言動には次のようなものがある：①「あなたにも悪いところがあったのではないですか」「どうして・・・しなかったのですか」「あなたが加害者に依存している」といった被害者を責める言動、②「このぐらいなら我慢している人が多い」「それぐらいはよくあること」といった他人と比較する言動、③「がまんしなさい」「逃げなくてはなりません」「もっと自分の意見を言うべき」といった被害者に支援者の価値観を押しつける言動。支援者は以上のような言動をしないように注意するべきである。

5）DV に関する社会資源

1）配偶者暴力相談支援センター

　配偶者暴力相談支援センターは、DV 被害者の保護や自立支援に関して中心的役割を果たす。2014 年 1 月現在、全国で 237 か所設置されている。配偶者暴力相談センターでは、被害者からの相談を受け、暴力被害者及び子どもの緊急時における安全の確保、および一時保護をし、被害者の自立した生活のための情報提供や保護命令についての情報提供等を行っている。

　DV 被害者支援で困ることがあれば、支援者が配偶者暴力相談支援センターに相談してみるとよいだろう。

2）DV 相談ナビ

　内閣府による全国共通ダイヤル（0570-0-55210、「DV 相談ナビ」）は、電話をかけている場所から最寄りの DV 相談窓口を自動音声で案内する 24 時間の番号案内サービスである。近くの配偶者暴力相談支援センターの連絡先が分からないときは、このサービスを利用するとよいだろう。

3）保護命令

　配偶者からの身体に対する暴力を受けた被害者が、配偶者からの更なる身体に対する暴力により、又は、配偶者からの生命等に対する脅迫を受けた被害者が配偶者から受ける身体に対する暴力により、その生命又は身体に重大な危害を受ける恐れが大きいとき、その被害者は「保護命令」を地方裁判所に申し立てることができる。保護命令が発令されると裁判所が被申立人（加害者）に対し、申立人（被害者）や申立人に同居する子ども等に近寄らないよう命じる（接近禁止命令・退去命令）。保護命令に違反した者は，1 年以下の懲役又は 100 万円以下の罰金に処せられる。詳しくは内閣府の該当ホームページ（http://www.gender.go.jp/e-vaw/law/12.html）を参照するとよいだろう。

6) DVの被害者が外国人の場合

　2004年のDV防止法改正により、被害者が外国籍であってもこの法律の対象となっている。内閣府のDVに関する該当ホームページ (http://www.gender.go.jp/e-vaw/siensya/08.html) では、DV被害者支援に関する英語・スペイン語・タイ語・タガログ語・韓国語・中国語・ポルトガル語・ロシア語のパンフレットを見ることができる。

　外国人被害者の場合、在留資格更新には配偶者の協力が不可欠であると考え、DVに耐えている人が多いと考えられる。しかし、法務省の入国管理局への通達 (http://www.gender.go.jp/e-vaw/kanrentsuchi/04/h_05_2323.pdf 参照) では、被害者の在留資格には個々のDV被害等の事情を配慮するようにと記されている。また、出入国管理及び難民認定法では、「日本人の配偶者等」又は「永住者の配偶者等」の在留資格を有する外国人は、「配偶者の身分を有する者としての活動を継続して6ヶ月以上行わないで在留している」場合、これについて「正当な理由」があるときを除き、在留資格取消しの対象となるとされているが、この「正当な理由」の中に、「DVを理由に一時的に避難又は保護を必要としている場合」が含まれ、この場合、在留資格の取り消しをしないとしている (http://www.immi-moj.go.jp/newimmiact_1/info/120703_01.html 参照)。つまり、外国人のDV被害者の場合、配偶者の協力がなくても、在留期間の更新許可や在留資格の変更許可を申請することが可能である。さらに詳しくは配偶者暴力相談支援センターに問い合わせると情報を得ることができる。

　法務省の「外国人のための人権相談所」では、地域によるが、中国語・英語・ドイツ語・スペイン語・ポルトガル語・タガログ語などで相談することができる。詳しくは、法務省の該当ホームページ (http://www.moj.go.jp/JINKEN/jinken21.html) を参照のこと。

さいごに

　この章の冒頭で述べたように、医療機関でDVや児童虐待を早期発見し、被害者の安全を確保していくことは非常に大切である。しかし、支援の途中で、DVや児童虐待の加害者の暴力が支援者に向けられることもあるため、支援者自身の安全を確保することも重要である。被害者・支援者双方の安全を確保するためには、支援者がDVや児童虐待について良く知っておくことが有用であろう。また、DVや児童虐待に関する法律は頻繁に改正されるので、以下の参考文献等を参照し知識をアップデートしていくことも、適切な支援をしていく上で大切である。

参考文献
広島県健康福祉局総務管理部子ども家庭課児童虐待防止・DV対策室（2010）「DV被害者対応マニュアル（医療関係者向け）」http://www.pref.hiroshima.lg.jp/uploaded/attachment/13514.pdf　（2014年7月30日取得）
宮地尚子『医療現場におけるDV被害者への対応ハンドブック』明石書店、2008
内閣府男女共同参画局ホームページ「女性に対する暴力の根絶」http://www.gender.go.jp/policy/no_violence/index.html#no_violence_act（2014年7月30日取得）
日本弁護士連合会子どもの権利委員会『子どもの虐待防止・法的実務マニュアル第5版』明石書店、2012
日本子ども家庭総合研究所『子ども虐待対応の手引－平成25年8月厚生労働省の改正通知』有斐閣、2014

「守秘義務のこと」

　政治家の病名や病状はトップシークレットと言われています。病気の噂が出るだけで次の選挙や人事にも影響するそうです。政治家でなく、一般人であっても病気であることや病名はできれば隠しておきたいプライバシーです。それは、家族や親友という非常に身近な人であったとしても例外ではありません。以前、ある方の通訳をしたとき、コミュニティの別の方からこの方の病名を聞かされて、驚いたことがあります。本人には家族がいないため、どこから漏れたのか、もしかしたら私の守秘義務に落ち度があったのか……と。実際には患者本人が誰かにしゃべったということがわかってほっとしたのですが、通訳者としてはそれくらい病状や病名の守秘義務には細心の注意を払わなければなりません。そして医療通訳倫理の中で、もっとも難しいのがこの守秘義務であると私は思っています。

　時々、公の場でご自分の通訳されたケースを詳細に報告されている方を見ることがあります（最近はありませんが）。国籍や年齢、病名、住んでいる地域などが特定されると、外国人の場合人数が少ないので、知っている人が聞くとすぐに誰だか特定されてしまうのです。聞きながら、これはまずいなと思い、私ならこの人に通訳をお願いしたくないなあと思ってしまいました。

　医療通訳の具体的なケースをあげてくれという声があります。もちろん、医療通訳の実態を知っていただくためには、現場の状況をお伝えしなければならないのですが、同時に守秘義務があるため、本当の事例はお伝えできません。

　通訳者として、守秘義務はなにものにも優先する職務上の倫理です。本人の承諾なしには家族であっても、話すことはできません。

　通訳した内容は、「通訳した場所に置いて持ち帰らない」が基本だと思っています。

〈村松紀子〉

15. 配慮すべき医療の違い
　　―国境ある医療のこと

大阪大学大学院　人間科学研究科　博士後期課程

小笠原　理恵

はじめに

　命を預かる医療の現場で、医療者側と患者側の意思の疎通は不可欠であり、必要に応じて適切な通訳者の介入が重要であることは、これまでに述べられてきた通りである。では、言葉や文化が異なる患者に向き合うとき、意思の疎通が図れて生活習慣や宗教観などの異文化理解ができていれば、医療者と患者の間の問題はすべて解決されるのだろうか。

　筆者は、2004年から2010年まで、中国の上海市で、日本人を含む上海在住外国人を主な対象とした外資系の外来クリニックに勤務した。医師も患者も多国籍におよぶ環境の中、「当たり前」とされる医療が一つではないことを、身をもって教えられた。その時の経験をもとに、この章では、日本人が海外で医療サービスを受ける際に直面している問題を、事例を通して紹介していく。そして、そこから配慮すべき医療の違いについて考えていきたい。

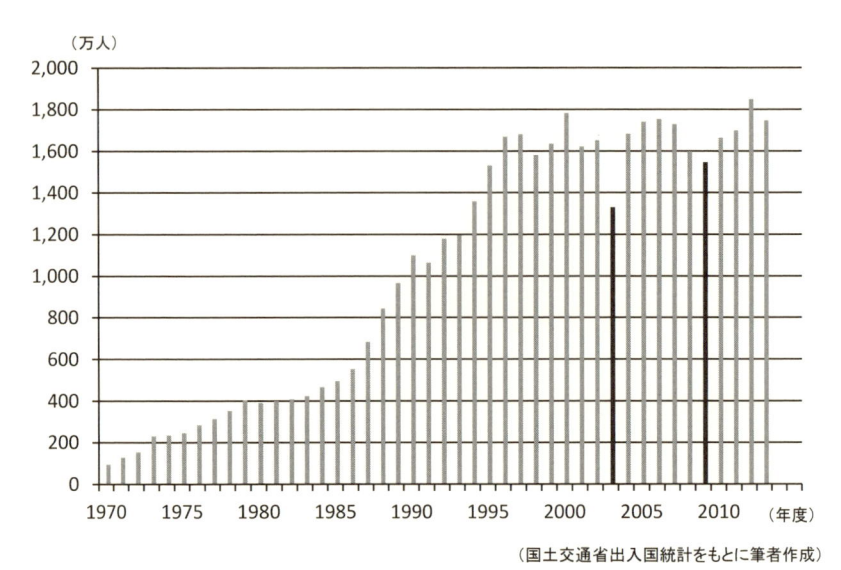

(国土交通省出入国統計をもとに筆者作成)
図1. 日本人海外渡航者数の推移（1970-2013）

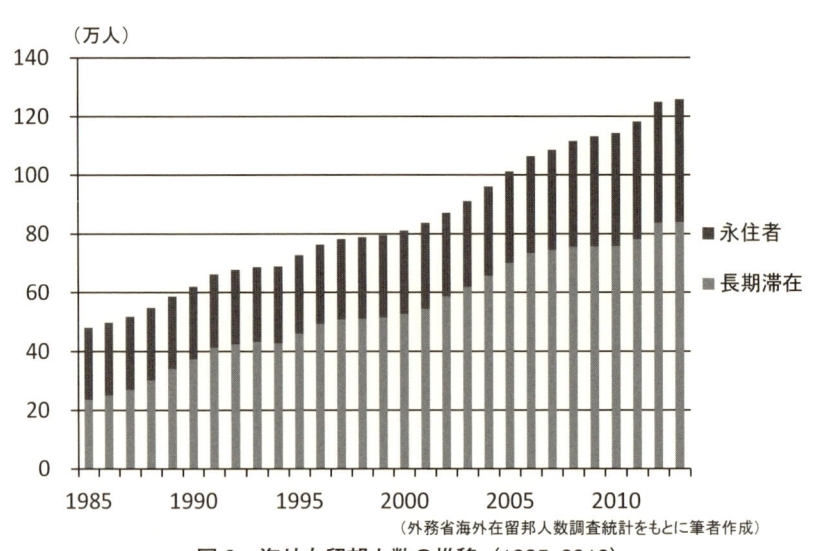

(外務省海外在留邦人数調査統計をもとに筆者作成)
図2. 海外在留邦人数の推移（1985-2013）

(千人)

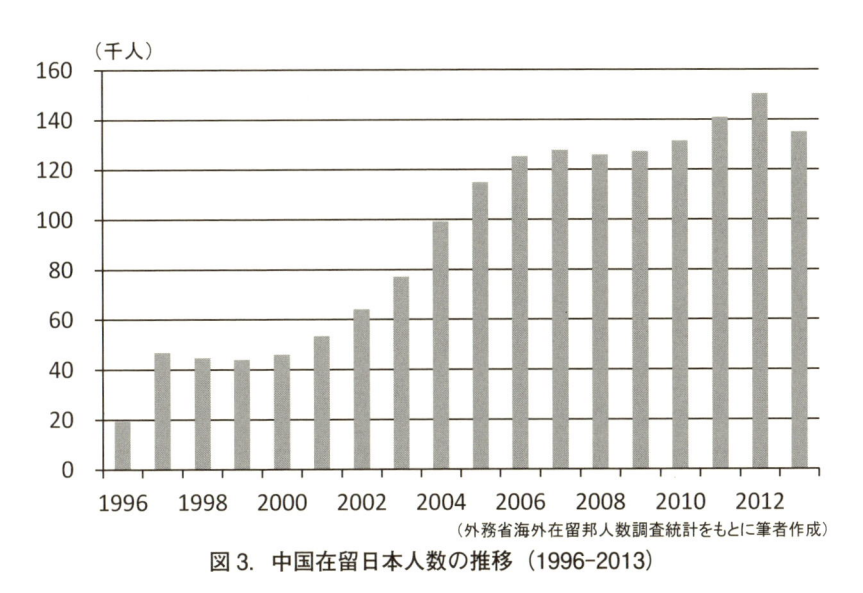

図3. 中国在留日本人数の推移（1996-2013）
（外務省海外在留邦人数調査統計をもとに筆者作成）

15-1. 海外在留邦人について

　日本国内の外国人が増加している一方、海外に出ていく日本人も増えている（図1）。外務省は、海外に3ヶ月以上在留している日本国籍を有する者を海外在留邦人と呼び、長期滞在者と永住者の二つに区分している。
　海外在留邦人は、永住者もさることながら、駐在や留学などの長期滞在者の増加が顕著である（図2）。図1を見ると、2003年と2009年で渡航者数が明らかに減少しているが、2003年はSARS（重症急性呼吸器症候群）の流行、2009年は新型インフルエンザ（H1N1）の流行が、減少の大きな原因と言われている。しかしながら、図2の海外在留邦人数には、同様の傾向がみられない。一時的にでも海外に生活の拠点を移している在留邦人の場合、簡単に帰国したり渡航を取りやめたりできない状況にあることがわかる。海外在留邦人にとって、病院にかかる時の問題は特に深刻であ

る。体調が悪い中、どこの医療機関にどうやって行けばいいのか、医師とは意思の疎通が図れるのか、医療費はどの程度か、衛生状態に問題はないかなど、不安の種は尽きない。

　2000年以降、中国における在留邦人数の増加は著しい（図3）。中国へ派遣される駐在員には、中小企業や自営業を含め、一昔前には海外駐在とは縁が薄いと思われていた技術職等の人たちも多く含まれている。海外駐在に向けた研修などを受けることなく、派遣される人もいる。現地の人たちとうまくコミュニケーションをとれなかったり、異文化理解が十分できなかったりと、環境の違いに馴染めずに慣れない海外生活を余儀なくされている人たちも少なくない。

15-2. 上海市での事例1　―インフルエンザについて

1）事例

　日本人の成人患者Aさんが、発熱、咳、悪寒などの症状で来院した。通訳者を介してアメリカ人一般総合医（GP：General Practitioner）B医師の診察を受けた。B医師は、一通りの診察を終え、"ウィルス性上気道感染症"と診断し、対症療法[1]を指示した。この診断と治療方針に対して、Aさんは、「インフルエンザの検査をして欲しい」と、お願いした。しかし、B医師は、「必要ありませんよ。インフルエンザかどうかは大した問題ではありません。どちらにしても治療は同じですから」と、笑顔で答えた。

　結局、Aさんが希望するインフルエンザの検査は行われず、家でゆっくり休むこと、水分補給をしっかりすることなどの指示を受け、風邪薬や咳止めなど対症療法用の薬が処方された。

1　症状の原因を制御するのではなく、表面的な症状の緩和を主目的とする治療法。

なぜB医師は、Aさんの希望を聞いて検査をしてくれなかったのだろうか？　検査キットがなかったのだろうか？　検査をする時間もないほどに忙しかったのだろうか？　患者の意見には耳を貸さない医者だったのだろうか？　答えは、NOである。インフルエンザの検査キットは院内にあり、検査技師も常駐していた。それほど時間のかかる検査でもなかった。何よりも、このB医師は患者からもスタッフからも慕われている評判のよい医者だった。答えのヒントは、インフルエンザ対策と治療における、日本と諸外国の標準ガイドラインの違いにある。

2) 日本のインフルエンザ対策と治療のガイドライン

　日本におけるインフルエンザ対策は、「予防‐早期受診‐早期治療」が大きな特徴であり、早期治療には、タミフルやリレンザなどの抗インフルエンザ薬が用いられる。日本では、国民皆保険制度が行き渡り、安全性の高い抗インフルエンザ薬と迅速診断キットが普及しており、「早期受診‐早期治療」の対策が、全国の一般外来診療で実施できる環境にある。日本感染症学会は、2009年に発生した新型インフルエンザ（H1N1）のパンデミックを受け、当時の日本のインフルエンザ対策について次のように述べている。

原則として、すべての病院と診療所がインフルエンザ患者の診療にあたることが新型インフルエンザ対策の要諦であり、ノイラミニダーゼ阻害薬（抗インフルエンザ薬：筆者注）の投与により、重症化を防ぎ入院や死亡を減らすことが最大の目標

（新型インフルエンザ診療ガイドライン、2009年9月15日）

わが国での新型インフルエンザ感染による被害が少ないのは、患者の早期受診と早期治療開始によるものと考えられ、今後の蔓延期においても、可

能な限り全例に対する発病早期からの抗インフルエンザ薬による治療開始が最も重要である。（下線筆者）
（一般医療機関における新型インフルエンザへの対応について、2009 年 9 月 15 日）

この対策のおかげで、2009 年に新型インフルエンザ (H1N1) が流行した際、流行が大きかった世界各国の中でも、日本は最も低い死亡率を呈する国の一つであった。

3) WHO と米国 CDC のガイドライン

世界保健機関 (WHO：World Health Organization) や米国の疾病予防管理センター (CDC：Centers for Disease Control and Prevention) が提唱する治療のガイドラインは、日本とは異なっている。WHO や米国 CDC も、抗インフルエンザ薬を用いた早期治療の有効性は認めている。しかし、各国における薬剤の流通状況や、薬剤耐性菌などの問題から、対症療法で十分完治が見込まれる通常健康体の患者に対して、一律に抗インフルエンザ薬を投与することについては、どちらも積極的ではない。WHO と米国 CDC では、次のように述べている。

とくに複雑な症状を呈している、または重篤な病気を併発するハイリスク群にいるわけではない患者には、抗インフルエンザ薬を用いた治療は必要ないであろう（原文：may not need to be treated with antivirals）。_治療方法の決定は、薬剤の供給状況と医師の判断によってなされる。（筆者訳）_

(WHO Guidelines for Pharmacological Management of Pandemic Influenza A (H1N1) 2009 and other Influenza Viruses, Feb 2010, WHO)

通常健康体であるインフルエンザ罹患者の治療の大半には、抗インフルエンザ薬は必要ない（原文：do not need to be treated with antiviral drugs）。

(筆者訳)

(Influenza, What You Should Know About Flu Antiviral Drugs, 2012, CDC)

　以上のように、日本では、可能な限り全例に対する発病早期からの抗インフルエンザ薬による治療開始が最も重要だとしたのに対し、WHOや米国CDCは、全例に対する薬剤投与は推奨しておらず、通常健康体の患者に抗インフルエンザ薬は必要ではない、という見解を示している。

　B医師は、Aさんが通常健康体であることを考慮して治療方針をたてた。完治することが重要であり、インフルエンザの確定診断をつけることは大して重要ではないという判断のもとに下されたClinical judgmentと言える。すなわち、抗インフルエンザ薬の積極的投与や一律投与をしようという認識は、そもそもなかったのである。筆者の経験から見ると、同クリニック内で診察にあたっていた別のアメリカ人医師やシンガポール人医師、フランス人医師たちは、B医師同様の対応であった。彼らは、滅多に検査は行わず、静養と十分な水分補給などを指示して、解熱・鎮痛剤等を処方するのが一般的な治療方針であり、症状からインフルエンザが強く疑われる場合でも、合併症を起こすリスクが高いなどの理由がない限り、抗インフルエンザ薬を処方することはなかった。

4）治療方針の違いを起こす要因

　インフルエンザ治療の違いには、社会的環境も大きく影響している。もっとも大きな要因として、医療保険制度の違いが考えられる。抗インフルエンザ薬は、比較的高価な薬剤である（タミフル®309.1円／錠）。国民皆保険制度が普及している日本では、患者側の費用負担はそれほど大きくなく、一般外来において、病院側が患者さんの経済的問題を気にして治療方針を決定する必要はほとんどない。しかし、国民皆保険制度のない国々

では、加入している保険ごとに対象とされる治療範囲が違ったり、そもそも保険に加入していなくて医療費をすべて自己負担しなければならなかったりと、患者によって経済状況がさまざまである。医療者側が、すべての患者の保険や経済状況を把握して、個別の対応をすることは現実的に難しいだろう。投薬しなくても十分に完治が見込めるインフルエンザの場合、高価な薬を一律処方することは避けて、比較的安価な風邪薬などを使って対症療法を選択することが、標準的なガイドラインとされている理由の一つと言える。

　一方、会社や学校を休むことに対する社会的慣習の違いも影響していると考えられる。クリニックに来院する日本人からは、「会社は休めません」、「学校を休ませることはできません」、「幼稚園で他の子にうつしてしまったらどうするの」という声が、たびたび聞かれた。日本人の勤勉性は、世界的にも定評のあるところだが、この慣習は世界共通とは言えない。体調を壊しても、出勤や登校を続けなければいけない、続けたい、という思いは、なかなかアメリカ人医師らには伝わらず、理解が得られない。彼らから見れば、病気の時に会社や学校を休むのは当然のことであり、家で休む環境にある以上、インフルエンザは対症療法で十分完治できるため、抗インフルエンザ薬は必要ない、という考えに落ち着くのである。

　とはいえ、希望した検査や治療を受けられなかった患者には不満が残るだろう。人によっては、インフルエンザの確定診断がつかないと不安で、海外でも日本同様の「早期発見-早期治療」を求める場面が多くみられた。また、確定診断がつかないと、あたかも誤診されたかのように感じる人もいたようだった。しかし、B医師の事例において、インフルエンザは間違いなくウィルスの一種であるので、「ウィルス性上気道感染症」の診断は誤診とは言えない。望む医療サービスが受けられなかった場合、日本人患者に多く見られたのが、その場で強く希望を主張するよりも、別の医療機関へ渡り歩く傾向だった。その点、他国の患者は、その場で面と向かって

言いたい放題クレームをつける人が多かった印象がある。

15-3. 上海市での事例2 ―結核対策について

1）事例

　10代の小学生だったX子さんは、駐在員である父親の帯同家族として、中国に在住して3年以上になる。幼少期から呼吸器系が弱く、ぜんそくの既往症があり、長期継続治療中であった。当時、現地の日本人小学校に通っていたが、将来のことを考えて、中学校ではインターナショナル・スクールへの入学を希望した。インターナショナル・スクールでは、入学に際して、予防接種の記録とともに、結核に感染していない証明書、もしくは罹患歴のある場合はその治療証明書の提出が義務付けられていた。結核に感染していないことの証明には、ツベルクリン反応テストを受けて陰性の証明書を提出することが一般的であった。X子さんと母親は、その証明書を英語で発行してもらうため、当時かかりつけのアメリカ人内科医Y医師のもと、ツベルクリン反応テストを受けた。

　X子さんの、ツベルクリン反応テストの結果は陽性であった。陽性の結果を受けて、Y医師は胸部レントゲンと痰の検査を実施したが、どちらにも異常は見あたらなかった。幼少期を日本で過ごしたX子さんは、日本の予防接種のスケジュールに従ってBCGワクチンを接種していたので、そのための陽性反応が強く疑われた。ところが、Y医師は学校へ提出する証明書を書くにあたり、抗結核薬の予防内服を指示した。そして、その投薬なしには学校が必要とする証明書の発行はできないと判断した。しかし、X子さんの母親は、抗結核薬の予防内服を断固拒否した。X子さんは、幼少のころから喘息の薬を飲み続けており、母親として、必要性が感じられない薬をさらに飲ませることに大きな抵抗があった。X子さんの母

親は、知り合いの日本人医師にセカンドオピニオンを求めた。そして、その日本人医師から、「日本ではこういう場合、抗結核薬の予防内服はあり得ません。飲む必要はないと思います」とアドバイスを受けるにあたり、このY医師を全く信用できなくなってしまった。

なお、Y医師はアジア出身の華僑であったが、若いころに日本の大学の医学部に留学し、日本の医師免許を取った。その後、渡米して米国の医師免許と国籍を取得し、そのままアメリカで開業医として30年近いキャリアを持つベテラン医師であった。英語、中国語はもちろん日本語も流暢で、日本の基本的な保健医療にも精通していた。

ツベルクリン反応テストが陽性であったのは、BCGワクチンの影響が強く疑われてのことであり、胸部レントゲン検査でも喀痰検査でも異常が見られなかったのであれば、「結核感染なし」と証明書を発行することに何の問題もないのではないだろうか？　なぜ、Y医師は証明書の発行を拒み、予防内服にこだわったのだろうか？　そのヒントは、日本と米国の結核対策における施策の違いと、それに付随するBCGワクチンの予防接種、ツベルクリン反応テストの用途の違いにある。

2）結核とBCG予防接種

結核は、国連のミレニアム開発目標（MDGs：Millennium Development Goals）でも取り上げられた、公衆衛生上、世界的な取り組みが必要な感染症の一つである。BCGは、ウシ型結核菌を弱毒化した生ワクチンの一種で、これを人に接種すると結核菌に対する免疫力がつく。BCGは、WHOが推進する予防接種拡大計画（EPI：Expanded Programme on Immunization）の中にも、ポリオ、麻疹、破傷風、百日咳、ジフテリアに対するワクチンとともに加えられている。日本では、予防接種法に基づく定期接種の一つとして、生後1歳に至るまでの間にBCG予防接種が行われている（2014

年8月現在)。しかし、BCG予防接種を行うかどうかは、国によって対策が異なる。たとえば、日本以外にも、韓国、ロシア、インドなどは特定年齢での一律接種を行っているが、ドイツ、オランダ、スウェーデンなどでは、ハイリスク群にのみ予防接種を行っている。一方、米国ではBCG予防接種は行われていない。

3) ツベルクリン反応テストとBCG予防接種

ツベルクリン反応テストは、結核の感染の有無を調べるための検査である。ツベルクリン液(PPD)を前腕に皮内注射して、皮膚の発赤の状態を調べる。ツベルクリン反応テストは、結核菌に対して免疫感受性があるかどうかをみる検査なので、BCGワクチンで使用されているウシ型結核菌にも反応する。したがって、ツベルクリン反応テストの陽性化は、実際に結核菌に感染していなくても、過去のBCG接種で免疫を獲得した場合にも見られる。日本では、BCG予防接種の後にツベルクリン反応テストが実施されることがあるが、それは予防接種によってきちんと抗体がついたかどうかを調べるためのものである。なお、ツベルクリン反応テストでは、その陽性反応が、結核菌感染によるものなのか、BCG接種によるものなのかの区別はできない[2]。

BCG予防接種は、乳幼児の結核予防に対する効果は明らかだといわれているが、結核菌未感染の小児や成人の感染予防に対する効果は明らかにされていない。また、予防接種の効果は7～8年とされており生涯にわたるものではない。すなわち、BCG予防接種は、乳幼児を除いてはワクチンとしての予防効果が不確実である上に、有効期間も限られており、ツベルクリン反応テストでは疑陽性を生じて結核感染の判定を難しくするという負の側面が考えられる。こうした負の側面を考慮すると、結核菌の罹患

---

[2] 近年は、BCGの影響を受けることなく結核の感染の有無を評価できる検査法も開発されている。

率が低い地域では、BCG予防接種を行うメリットは低いと言える。

4）米国におけるツベルクリン反応テストの役割

　BCG予防接種がツベルクリン反応の結果に及ぼす影響は、BCG株の種類、投与方法、年令、投与間隔などに依存するため、どの国でどのようなスケジュールで接種したかによって異なる。移民の多い米国において、個人の接種歴を詳細に考慮し、オーダーメイドで判定をくだすことは非常に困難である。米国では、1才以下でBCGの予防接種を受けた場合、それによるツベルクリン反応の陽転は5〜7年で陰性化するというのが共通認識とされている。したがって、幼少期にBCGを1回接種したことがある人の成人期での陽性反応は、すなわち結核感染と判定される。

　米国では、ツベルクリン反応テストは、ハイリスクグループを早期に見つけて予防的内服に導く、「早期発見―早期治療」のためのスクリーニング目的で行われている。感染リスクがある人や、集団感染の危険率が高い環境や地域に身を置く人は、BCG接種の既往にかかわらずツベルクリン反応テストを受け、その判定はBCG接種の既往の有無に左右されるべきではない、というのが基本的な考え方になっている。反応が陽性の場合には、一律に胸部レントゲン検査が行われるが、レントゲンに異常がみとめられず、かつ症状がない場合でも、陽性反応者には一律に抗結核薬の予防投与がすすめられている。米国では、結核の治療に際して一切の医療費はかからないうえに、直接服薬確認治療（DOTS：Directly Observed Therapy, Short-Course）[3]を徹底するため、患者に、病院へ来るための交通費や軽食を提供したり、一連の治療終了後にはミールクーポンを提供したりするな

3　患者が適切に薬を服用するように医療従事者が目の前で確認し、治癒するまでの経過を観察する治療方法。結核の治癒には数ヶ月にわたる継続的な薬の服用が不可欠だが、症状が治まると薬の服用を途中でやめる患者が少なくない。治療の途中で服薬を止めてしまうと、体内に残った結核菌が薬に抵抗力を持った耐性菌になってしまう危険性がある。

ど、患者が途中で治療を放棄してしまわないように様々な工夫がなされている。また、病院に来ない患者に対しては、医療者が患者の居住地まで薬を持参し、目の前で薬を飲むのを見届けることもやっており、米国における結核対策の徹底ぶりがうかがえる。

5）先進諸国間の結核罹患率比較

　先の事例に話を戻そう。抗結核薬の予防内服をするか否かの判断は、最終的には、保護者である両親に委ねられる。Y医師は、X子さんのBCG予防接種の既往歴を知っていた。ツベルクリン反応テストの陽性化の原因が、過去のBCG接種にある可能性も十分に理解していた。しかし、米国の結核対策に従うと、抗結核薬の予防内服は避けられないと判断したのである。さらに、Y医師が考えたもう一つ重要なことは、X子さんのこれからの生活環境である。X子さんが通いたいと思っている中学校は、中国にある世界中の生徒が集うインターナショナル・スクールであった。この環境において、日本国内と同じ公衆衛生観念を持つことが果たして適切と言えるのか、その点は十分考慮する必要があるだろう。

　日本は先進諸国の中で、結核罹患率の非常に高い国であり、米国の5倍以上と報告されている（図4）。もっとも低い山梨県でさえ、イギリスを除く他の欧米諸国以上の高い罹患率である（図4、表1）。米国の罹患率の低さを見ると、米国における結核対策の厳格さの意味と、その効果がよく理解できるだろう。

　事例1で見たように、日本では、インフルエンザに対する「早期発見-早期診断-早期治療」が全国的に普及しているが、米国では、同様の対策が結核に対して徹底されている。日本では、抗インフルエンザ薬の予防内服にはそれほど抵抗のない人が多いのに対して、抗結核薬の予防内服には抵抗を感じてしまうようである。定められた服用期間の長短が大きな一因

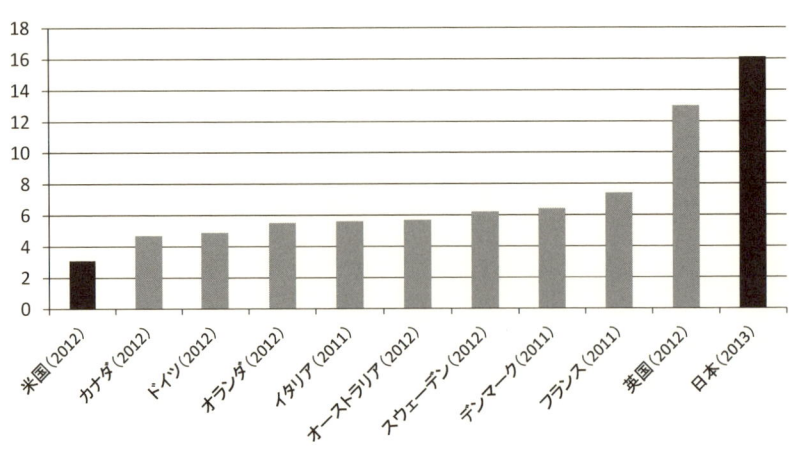

(厚生労働省平成25年結核登録者情報調査年報集計およびGlobal Tuberculosis Control WHO Report 2013をもとに筆者作成)

図4. 結核罹患率（人口10万対の新登録結核患者数）比較

表 1-1. 結核罹患率の高い 5 都道府県

都道府県	罹患率
大阪	26.4
和歌山	20.6
東京	20.1
長崎	19.9
兵庫	19.8

表 1-2. 結核罹患率の低い 5 都道府県

都道府県	罹患率
山梨	7.7
長野	9.1
宮城	9.6
北海道	10.2
秋田	10.3

(ともに厚生労働省平成 25 年結核登録者情報調査年報集計結果（概況）より抜粋)

であることは否めない。しかしながら、インフルエンザと結核は、どちらも日本の公衆衛生上非常に大きな問題であるにもかかわらず、日常生活において、日本は結核に対する意識がインフルエンザほど高くないように思われる。

おわりに

　医学は学問として世界共通だが、医療は文化や習慣などに大きく左右されるものである。国境を越えて人が往来する多文化共生の時代にあっては、異文化理解がよりよい医療サービスの提供に不可欠である。しかし、医療には国境があることも忘れてはならないだろう。ある人にとって当たり前の医療は、別の場所では社会環境の違いなどから当り前ではないことがあり、結果として、望む医療が提供されないこともある。それは、海外に住む日本人にとっても、日本に住む外国人にとっても同じである。たとえば、日本の病院で、出産に際して帝王切開を希望したのに叶えられなかった、という外国人女性の話を聞いたことがある。一方、日本に住む外国人が、決して悪意からではなくとも、日本の公衆衛生の慣習から逸脱した行為をとった場合、日本の医療者は、それを文化の違いとして放置することはできないだろう。

　世界各国の医療の違いをすべて熟知しておくことは不可能であるが、まず大切なのは、患者がおかれている環境や背景を見なおし、その違いに気づくことである。これは、医療チームの一員として、医療の現場に立ち会う医療通訳者にも当てはまる。その気づきが、医療者と患者間の相互理解の第一歩となり、信頼関係の構築に大きく寄与していくだろう。

「医療通訳と報酬」

　医療通訳の制度化について医療従事者の方々と議論するときに、一番温度差を感じるのが通訳者の報酬についての考え方です。
　医療通訳をボランティアに任せる、無償ではいけないというのは皆さんすでに感じていらっしゃるようで、さすがにそういう言い方をされる方はいらっしゃいませんが、では医療通訳者にふさわしい報酬はという議論になると、様々な反応があります。
　まず「交通費程度」と言われると、それは報酬ではなく経費であって、実際に電車に乗ったり、電話を使ったりすれば消えてしまうもので、通訳者本人には残りません。
　「時給〇〇〇円」も、特別な資格や訓練の必要のない職種と同列であれば、あまり責任のない気楽な仕事（そんな仕事があるかどうかはわかりませんが）のほうがいいなあと思ってしまいます。
　医療通訳を続けるには、日々の勉強とスキルアップが必要です。自分で本を買って勉強をし、様々な団体が主催する研修会に参加します。ストレスがたまった時にはカウンセリングにも行きます。こうしたお金がでないことには、単発のお手伝いはできても、長期にわたって医療通訳を続けていくことができません。
　外国人支援をしている業界で働いている人は驚くほど低賃金です。たぶん普通の人が聞いたらびっくりすると思います。でも、この仕事にやりがいと誇りを持っているから続けています。ただそれを「いいことをやっているのだから、ボランティアなのだからいいじゃないですか」と他人から言われると、正直腹が立ちます。
　契約意識の薄い日本では、報酬やお金の話をするのは汚いと思われます。実際、良いことをしてお金をもらうのは不遜ではないかという考え方もあるでしょう。私自身も、まあいいかと思うことがよくあります。ただ、誰かがこの議論をしていかないことには、医療通訳は制度化されても、通訳報酬についての議論は取り残されてしまいます。2世、3世の子供たちが医療通訳者になりたいと思える職業に育てていくのが、今の私たちの務めだと思います

〈村松紀子〉

おわりに

　私どもは 2005 年に司法通訳でのノウハウを基に医療通訳に分野を拡げ、さらに行政通訳も含めた 3 本柱で日本パブリック・サービス通訳翻訳学会（PSIT）を設立しました。そのことで私には医療通訳をどのように組織するべきかを考える機会が与えられ、2007 年の『医療通訳入門』出版につながりました。しかし、学会自体は司法や行政通訳について展開できなかったことでパブリック・サービスという名称に相応しくないと判断し 2012 年に解散しましたが、私個人としては茨城県やつくば市の国際交流協会主催の医療通訳セミナーの講師を担当し、医療通訳のシステムづくりを考える機会を持っていました。本書は『医療通訳入門』での不足部分を補う続編としての位置付けですが、全体としては科目を増やしたというよりも時代に則したテーマを選んだ形になっています。この企画を立案した村松氏は長年の外国人医療相談の経験を通じてわが国に居住する外国人にとって重要な今日的分野を熟知しておられ、目次の項目立てを見ていただければ分かりますように、本書が医療通訳の実践的な解説書となることは間違いないと思っています。

　私自身が本書に託した念願は各論に精神科を含めることでした。担当いただいた阿部氏とは PSIT 活動を通じて旧知の中で、私の趣旨は十分に理解していただいていたのですが、お忙しい中でなかなか執筆に至らない状況でした。今回、阿部氏ご自身にも編集者として参加していただけたのは望外の喜びです。もう一つ気になっていたのは小児医療に関する情報の充実です。私自身が小児医療にかかわっていることもあるのですが、医療通訳者には理解していただきたい基本的な小児科の特徴と、近年大きく変わったワクチン接種プログラムについて解説することでした。その点、私の勤務する病院の同僚である宮本氏が、小児科の予防医学的側面と小児科医療における支援体制や全般的な特徴をコンパクトにまとめていただけた

ことで、通訳者には大いに役立つものと確信しています。

　最後に、現在私がかかわっている遠隔医療通訳の重要性について触れておきます。医療通訳における残された課題は3つあると私は考えています。それらは希少言語、希少科目、時間外の緊急対応における医療通訳です。時に使われている電話を用いた通訳は、通訳者がその場にいなくてもよいのでより通訳者にとって便利であり、医療通訳の緊急対応も実現させうる可能性を持っていると思います。しかし、声だけではなく患者さんの顔が見えていて、その表情がわかるほうが通訳者にとってはやりやすいことも多くあることでしょう。本書でとりあげた精神科通訳を例にとると、精神疾患は精神的な内面の病気であり、それを異なる言語で通訳することは困難ですが、通訳者も患者さんの表情が見えていることは極めて重要で精神科通訳における精度を高めることができるでしょう。このリアルタイムの画像転送を伴う遠隔医療通訳システムの構築こそが、最後に取り残された3つの問題を解決する手段であろうと考えています。2020年に開催される東京オリンピックまでには構築しておきたいものです。

　本書がわが国の医療通訳体制づくりに一翼を担うことができればそれほど光栄なことはありません。

2015年4月26日

連　利博

<編著者プロフィール>

村松　紀子（むらまつ　のりこ）

医療通訳研究会（MEDINT）代表。神戸大学大学院国際協力研究科修士課程修了（政治学修士）。社会福祉士。1993年より（公財）兵庫県国際交流協会スペイン語相談員。2010年より愛知県立大学外国語学部非常勤講師。医療通訳士協議会（JAMI）理事。自治体国際化協会地域国際化アドバイザー。共著に「医療通訳入門」（松柏社）「医療通訳という仕事」（大阪大学出版）「国際看護学－グローバルナーシングに向けての展開」（中山書店）

連　利博（むらじ　としひろ）

茨城県立こども病院副院長兼小児医療・がん研究センター長。1950年大阪市生まれ。関西医科大学医学部卒業。小児外科指導医。日本小児外科学会特別会員、太平洋小児外科学会会員。海外留学経験とこれまでの途上国支援や途上国からの留学生の小児外科教育に関わった経験から、現在は医療通訳の普及活動に関わっている。茨城県およびつくば市国際交流協会主催の医療通訳セミナー講師を務めている。

阿部　裕（あべ　ゆう）

四谷ゆいクリニック院長　1976年順天堂大学医学部卒業。自治医科大学精神科、順天堂大学スポーツ健康科学部を経て、2003年から明治学院大学心理学部教授。1989～1990年にスペインマドリード大学医学部精神科に留学。2006年から多文化外来を持つ四谷ゆいクリニックを開設。多文化間精神医学会理事、日本外来精神医療学会理事。主著「ドン・キホーテの夢」「世界の精神保健医療（共著）」「多民族化社会・日本（共著）」など。

<執筆者プロフィール（掲載順）>

内田　恵一（うちだ　けいいち）

　三重大学医学部附属病院　医療福祉支援センター　センター長。1990年三重大学医学部卒業（医学博士）、専門は小児外科。日本外科学会・日本小児外科学会指導医。日本小児外科学会・日本小児救急医学会評議員。三重大学全学同窓会理事、三重大学医師会理事、三重大学医学部医学科同窓会三医会副会長

小林　米幸（こばやし　よねゆき）

　（医）小林国際クリニック理事長・院長。1949年北海道夕張郡栗山町生まれ、1974年慶應義塾大学医学部卒、外科学教室入室。神奈川県大和市立病院に勤務する傍ら、インドシナ難民大和定住促進センター嘱託医を経て、1990年に外国人も日本人も同じ地域住民として受け入れる通訳付きの小林国際クリニックを開設。2012年より（公社）大和市医師会長。

岩本　郁子（いわもと　いくこ）

　（公財）茨城県国際交流協会　事務局長。1950年茨城県笠間市生まれ。日本女子大学文学部英文科卒業。1992～1995年　茨城県外国人労働者相談室英語相談員。1995年より（公財）茨城県国際交流協会職員。（公財）水戸市国際交流協会評議員。茨城県ユニセフ協会理事。自治体国際化協会地域国際化推進アドバイザー。

<執筆者プロフィール（掲載順）> *227*

中萩　エルザ（なかはぎ　えるざ）

在名古屋ブラジル総領事館　ブラジル人民委員会　サブジャ・ディスケ・サウージ。
1958年ブラジル生まれ。日系二世。臨床検査士、医師、EFTJapanセラピスト。大阪府健康福祉部地域保健福祉室感染症・疾病対策課特定疾患グループ派遣カウンセラー。NPO/NGO団体で医療相談、医療通訳。著作に『暮らしの医学用語辞典』（ポルトガル語版・スペイン語版・タガログ語・英語版）。

岩田　美加（いわた　みか）

大阪府立呼吸器・アレルギー医療センター　手話通訳／外国語通訳コーディネーター。1963年大阪府生まれ。大阪芸術大学デザイン学科卒業。大阪府登録手話通訳者。2001～2005年大阪府柏原市役所障害福祉課にて設置手話通訳。

吉松　由貴（よしまつ　ゆき）

淀川キリスト教病院　呼吸器内科　医師。1987年神戸市生まれ。12歳までイギリス、シンガポール、アメリカで育つ。帰国後、大阪教育大学附属池田中高、大阪大学医学部医学科卒。2008年よりりんくう総合医療センター医療通訳士。2010年NPO団体IMEDIATA（りんくう国際医療通訳翻訳協会）を設立、教育委員会副委員長。2011年より淀川キリスト教病院初期研修医、2013年より同呼吸器内科専攻医。

宮本　泰行（みやもと　やすゆき）

茨城県立こども病院副院長。1953年横浜市生まれ。東北大学医学部卒業。専門は小児医療、特に新生児医療にながらく従事。現在は茨城県予防接種センター長を兼任し、予防接種業務にも従事。

伊藤　守（いとう　まもる）

いとうまもる診療所　院長。1979年岐阜大学医学部医学科卒業。1996年大阪大学脳神経外科講師。2007年りんくう総合医療センター副病院長。2010年いとうまもる診療所開設。インタースクール医療通訳講座担当。りんくう国際医療フォーラム主催など医療通訳制度に貢献。

中島　敏雄（なかじま　としお）

兵庫県西宮市中島クリニック院長。慶應義塾大学医学部卒業。日本内科学会認定内科医。日本消化器内視鏡学会認定内視鏡専門医。日本消化器病学会認定消化器専門医。Certificate in Travel Health（国際渡航医学会 ISTM 専門医）著書『よくわかるピロリ菌と胃がんのはなし』

梅澤　剛（うめざわ　たかし）

梅沢内科・循環器科医院院長。1951年神戸生まれ。大阪大学工学部、長崎大学医学部卒業。総合内科専門医、循環器内科専門医。通訳案内士（英語）。2013年より関西通訳ガイド協会にて医療通訳士のための「知っておきたい医療実践講座」担当。2015年より大和大学内科学非常勤講師。

加藤　かな江（かとう　かなえ）

茨城県立こども病院医療事業部栄養科長。1966年茨城県ひたちなか市生まれ。東京家政学院大学家政学部家政学科管理栄養士専攻卒業。管理栄養士。（公社）茨城県栄養士会理事。（公社）茨城県栄養士会医療専門研究会会長。1型糖尿病親の会茨城つぼみの会事務局。

木村　仁美（きむら　ひとみ）

茨城県立こども病院成育在宅支援室ソーシャルワーカー。1981 年栃木県矢板市生まれ。常磐大学コミュニティ振興学部ヒューマンサービス学科福祉臨床心理学専攻卒業。社会福祉士。院内の小児虐待対策および在宅医療支援を担当している。

榊原　佐和子（さかきばら　さわこ）

明治学院大学心理学部付属研究所。明治学院大学心理学部博士後期課程修了（心理学博士）。臨床心理士・精神保健福祉士。四谷ゆいクリニック心理士等を経て、現在明治学院大学心理学部、社会学部社会福祉学科等で非常勤講師、独立行政法人国際交流基金カウンセラー。専門はコミュニティ心理学、臨床心理学。

小笠原　理恵（おがさわら　りえ）

大阪大学大学院人間科学研究科博士後期課程。1970 年愛知県生まれ兵庫県育ち。米国アリゾナ州で看護学を学んだ後、中国上海市の外資系クリニックに勤務。2011 年から大阪大学大学院人間科学研究科博士課程に在籍。言語や文化の異なる人々の保健医療に関する研究に従事。大阪大学コミュニケーションデザイン・センター招聘研究員。医療通訳士協議会 (JAMI) 事務局長。

実践医療通訳

2015年10月15日　初版第1刷発行

編著者　村松紀子／連利博／阿部裕

発行者　森　信久

発行所　株式会社　松　柏　社
　　　　〒102-0072　東京都千代田区飯田橋1-6-1
　　　　TEL　03(3230)4813（代表）
　　　　FAX　03(3230)4857
　　　　http://www.shohakusha.com
　　　　e-mail: info@shohakusha.com

装幀　常松靖史［TUNE］
組版・印刷・製本　倉敷印刷株式会社
ISBN978-4-7754-0224-5
Printed in Japan
Copyright ©2015 by Noriko Matsumura, Toshihiro Muraji & Yu Abe

定価はカバーに表示してあります。
本書を無断で複写・複製することを固く禁じます。

JPCA
日本出版著作権協会
http://www.e-jpca.com/

本書は日本出版著作権協会（JPCA）が委託管理する著作物です。複写（コピー）・複製、その他著作物の利用については、事前にJPCA（電話03-3812-9424, e-mail:info@e-jpca.com）の許諾を得て下さい。なお、無断でコピー・スキャン・デジタル化等の複製をすることは著作権法上の例外を除き、著作権法違反となります。